AF859818

MARIE-NOËLLE MASTON-LERAT
Psychologue, Psychothérapeute

# PSYCHOGÉNÉALOGIE, RELATION À L'ARGENT ET RÉUSSITE

***Dépasser les blocages transgénérationnels pour mieux vivre sa vie***

Éditions Quintessence

© 2006 — Éditions Quintessence
Groupe éditorial PIKTOS - 355 rue de la Montagne Noire - 31750 Escalquens
Tél. (+33) 05 61 00 09 86 - contact@piktos.fr
www.editions-quintessence.eu
*Tous droits de reproduction et de traduction réservés pour tous pays.*
ISBN 978-2-913281-64-6

*À Bernard*
*À Noémie*

# Remerciements

Je tiens à remercier tout particulièrement mon amie Anne Duquesne pour sa précieuse collaboration à tous les stades de la rédaction de cet ouvrage.

Merci également aux patients et aux stagiaires qui m'ont fait confiance et auprès desquels j'ai pu appliquer et développer ce travail sur la relation à l'argent, en particulier celles et ceux qui m'ont apporté un témoignage écrit en contribution à ce livre.

# INTRODUCTION

Parler d'argent suscite la plupart du temps un sentiment de malaise, de pudeur coupable, voire de honte. Ce thème reste tabou dans une société où, pourtant, des sujets très intimes sont couramment abordés. Alors que dans certains milieux financiers, parler d'argent est une évidence, ce sujet reste inaccessible et problématique pour le commun des mortels.

Notre tradition judéo-chrétienne n'est d'ailleurs pas étrangère à cette contradiction : « Bienheureux les pauvres » ou encore : « Il est plus difficile à un riche d'entrer dans le royaume des cieux qu'à un chameau de passer par le chas d'une aiguille », enseigne-t-elle. Ce type de croyance conforte le pouvoir des nantis tout en maintenant les désargentés dans une position de soumission.

Cette difficulté face à l'argent ferme la porte à l'abondance, à la fluidité. Je n'évoque pas ici une accumulation de richesses qui renverrait à la peur du manque, mais l'aisance, la prospérité, une énergie de l'argent qui circule entre les personnes et leur permet d'atteindre leurs objectifs tant matériels qu'existentiels — voire spirituels — et tant individuels que collectifs.

## ARGENT, AFFECTIVITE ET FIDELITES FAMILIALES INCONSCIENTES

On constate souvent que les difficultés relatives à l'argent sont intimement liées à des conflits, à des manques psychoaffectifs, d'une part, et à des scénarios répétitifs (dettes, faillites, dilapidations d'héritages...) découlant de fidélités familiales inconscientes transgénérationnelles, d'autre part.

## CROYANCES, PEURS ET DYSFONCTIONNEMENTS RECURRENTS.

Force est de constater, lorsqu'on se penche sur une autobiographie financière, que les dysfonctionnements d'une personne face à l'argent prennent racine dans les croyances et les peurs héritées de son éducation et du contexte socioculturel qui l'a vue naître.

En effet, on observe que les personnes qui rencontrent des problèmes d'argent (débiteurs chroniques, acheteurs compulsifs, comportements d'échec...) véhiculent des croyances profondément enracinées quant à leur incapacité à être prospère :

— Je n'y ai pas droit...

— Je ne le mérite pas...

— Je n'ai pas de valeur...

— Je me sens coupable...

— Cela m'angoisse ...

Ces croyances inconscientes ou semi-conscientes génèrent donc un comportement d'auto sabotage. De tels mécanismes impliquent également des peurs face au fonctionnement de l'argent :

— Peur de consulter ses comptes...

— Peur de devoir régler ses factures...

— Peur de chercher à équilibrer son budget...

— Peur d'oser réclamer son dû...

Et lorsqu'on ne sait pas faire face à la réalité de l'argent, on se laisse engloutir dans ses méandres jusqu'à se mettre en situation de difficultés financières chroniques.

Une fois ces mécanismes de fidélité transgénérationnelle — croyances... peurs... — identifiées et en grande partie dépassées, il convient de se fixer des objectifs à plus ou moins long terme, plus ou moins importants, afin de commencer à libérer l'énergie de l'argent. Cette démarche de libération de l'énergie de l'argent revient à « s'autoriser soi-même à devenir acteur de sa situation financière » ce qui est une condition essentielle pour être en mesure de passer ensuite à un autre registre.

Je souhaite que cette réflexion contribue à lever ces tabous, afin que l'argent devienne un moyen et non une fin pour le plus grand nombre.

## CHAPITRE I

# PSYCHOGENEALOGIE, RELATION A L'ARGENT ET REUSSITE

Pourquoi certains réussissent-ils facilement, tandis que d'autres rament à contre-courant toute leur vie, alors qu'ils avaient les mêmes chances au départ ?

Pourquoi certains tirent-ils, au sein d'une même famille, ce que je qualifierai de « Carte de Perdant », tandis que les autres bénéficient de cartes plus ou moins gagnantes, voire tout à fait gagnantes ?

Ce questionnement porte délibérément sur la réussite sociale et financière, bien qu'il puisse s'étendre à l'épanouissement personnel dans sa globalité.

J'ai choisi de traiter plus spécifiquement de la réussite sociale, qui est généralement reléguée au second plan par les approches de développement personnel, alors qu'elle constitue une base essentielle de l'équilibre psycho-affectif.

Il convient tout d'abord de préciser que la notion de réussite sociale et financière est des plus aléatoires et subjectives. Si pour certains, en effet, elle consiste à gravir les plus hauts échelons de la société, elle consistera, pour d'autres, tout simplement à trouver un emploi stable qui leur permette de subvenir à leurs besoins.

Ainsi donc, un des chapitres de cet ouvrage portera sur la définition d'objectifs personnels réalisables à plus ou moins long terme.

Je m'adresse tout particulièrement à ceux qui considèrent que leur chemin est semé d'embûches, ou tellement embrouillé qu'ils peinent à reconnaître leur trajectoire.

Je propose donc à ces personnes de parcourir les dédales de leur labyrinthe transgénérationnel afin que, une fois l'histoire familiale débroussaillée, la branche qu'elles occupent dans l'arbre généalogique puisse pousser sans parasitage, dans leur bonne direction.

La notion de parasitage dans les domaines de la relation à l'argent et de la réussite, renvoie aux fardeaux transgénérationnels qui induisent des croyances erronées, des mécanismes de répétition et des comportements d'échec de tous ordres....

Il existe de nombreux livres sur l'argent. L'originalité du présent ouvrage porte sur l'approche psychogénéalogique de la réussite.

Cette approche ciblée provient de mon expérience de psychologue spécialisée en psychogénéalogie, au cours de laquelle j'ai vu de nombreuses situations professionnelles et financières se débloquer dès lors que les personnes concernées commençaient à voir clairement les fidélités familiales inconscientes qui les entravaient à différents niveaux et, notamment, au niveau de la réussite.

Ces entraves peuvent se traduire par des symptômes très variés, c'est pourquoi je vous invite à établir un diagnostic succinct de votre relation à l'argent et à la réussite, en répondant aux questions suivantes :

— Quelles sont mes réussites ?
— Quels sont mes échecs ?
— Est-ce que je me sens à ma juste place sur le plan professionnel ?
— Est-ce que j'estime gagner correctement ma vie ?
— Ai-je des problèmes d'argent récurrents (découverts bancaires chroniques, pertes systématiques, achats compulsifs, mauvais placements, etc.) ?
— Est-ce que j'aspire à améliorer ma situation mais ne m'en sens pas la capacité ?
— Est-ce que j'éprouve un malaise lorsqu'il s'agit d'argent (vérifier mes comptes, parler d'argent avec mon banquier, etc.) ?

## QU'EST-CE QUE LA PSYCHOGENEALOGIE ?

Avant d'aborder l'étude de la psychogénéalogie, il convient d'en définir les origines, de suivre son évolution et d'examiner les perspectives qu'elle offre.

L'approche psychogénéalogique — fondée sur la constatation selon laquelle nos destinées sont en partie déterminées par l'histoire et la psychologie des générations qui nous précèdent — est très ancienne et universelle, puisqu'on peut faire des recoupements avec des traditions ancestrales comme la médecine chinoise, ou encore avec différentes formes de chamanisme.

Dans notre civilisation judéo-chrétienne on retrouve couramment cette notion de transmission transgénérationnelle, où il est énoncé à maintes reprises que les fautes des pères se répercutent sur plusieurs générations (généralement trois ou quatre). La Bible ne dit-elle pas que : « Les pères ont mangé des raisins verts et les dents des enfants en sont agacées. »

Force est de constater, par ailleurs, que notre culture occidentale a eu tendance à se couper de ses ancêtres, notamment depuis le début du XX<sup>e</sup> siècle, ce phénomène s'étant accru au fil des générations en raison, notamment, du déracinement lié à la révolution industrielle et de l'éclatement de la famille traditionnelle.

De ce fait, alors que des individus vivant au sein d'une même communauté villageoise restaient tout naturellement en contact avec l'histoire de leurs ancêtres et que les secrets de famille étaient difficilement gardés du fait de la communication au sein du groupe, une telle transmission s'avère des plus aléatoires dans notre société au sein de laquelle les membres d'une même famille sont disséminés aux quatre points cardinaux et dont la structure se limite à la famille mononucléaire.

L'engouement pour l'étude de la généalogie, ou de la psychogénéalogie, découle de la perte de sens vécue par des individus coupés de leur famille et de leurs racines et qui aspirent à retrouver le fil de leur propre histoire en passant par celle de leurs aïeux.

Notre travail abordera le champ de recherches et les théories qui ont pris leur essor en France depuis les années 80.

Nous nous devons tout d'abord de souligner l'apport incontournable du Professeur Anne Ancelin-Schutzenberger – psychologue clinicienne, docteur en psychologie, chercheur et professeur à l'université de Nice – qui fait figure de précurseur dans l'exploration de la psychogénéalogie.

C'est à partir de sa pratique clinique qu'Anne Ancelin-Schutzenberger a introduit la dimension transgénérationnelle, ou psychogénéalogie, par le biais de ce qu'elle appelle le « syndrome anniversaire ».

Dans son livre devenu désormais un classique : *Aïe ! Mes aïeux*[1] *!* elle décrit des trajectoires émaillées de troublantes répétitions qui s'étendent parfois sur plusieurs générations. Citons l'exemple de cette famille dans laquelle, sur plusieurs générations, les garçons ratent leur bac. Après étude psychogénéalogique il apparaît qu'un grand-père fut chassé de chez ses parents à la veille de passer son bac, parce qu'il avait mis une bonne enceinte. On peut parler là d'une sorte de malédiction familiale à déjouer.

L'apport clinique d'Anne Ancelin-Schutzenberger porte surtout sur les causes de maladies graves comme le cancer, dont elle a étudié l'origine transgénérationnelle avec son mari, médecin chercheur à l'INSERM, ouvrant ainsi la voie à une discipline nouvelle : la psycho-bio-généalogie.

Le premier cas ayant ouvert ce champ de recherche est celui d'une jeune femme de trente-cinq ans, atteinte d'un cancer en phase terminale, et dont la mère était elle-même morte à trente-cinq ans. Cette constatation clinique permit au Professeur Anne Ancelin-Schutzenberger d'élaborer les notions de syndrome anniversaire et de loyautés familiales invisibles.

Anne Ancelin-Schutzenberger a également mis l'accent sur les difficultés psychosociales rencontrées par ses patients : échecs, accidents de vie, faillites, etc. Ce type d'évènements constituera la base de notre étude.

Depuis les travaux de cette pionnière, on assiste à une abondance de recherches et à l'apparition d'écoles très diverses. Parmi elles, je citerai les travaux de Claude Sabbah, de Didier

[1] Desclée de Brouwer, 1998.

Dumas et de Salomon Sellam, dont s'inspirent ma recherche et ma pratique.

Pour conclure cette présentation de la psychogénéalogie, je dirai qu'elle apporte un éclairage ciblé et pertinent — évitant bien des détours — lorsqu'il s'agit de résoudre des difficultés existentielles, tant personnelles que professionnelles.

Je qualifierai cette approche de « chemin direct » menant au cœur de la problématique, tandis que d'autres s'avèrent être des voies sinueuses et semées d'embûches.

C'est cette approche directe, donnant lieu à des prises de conscience et, très souvent, au dénouement de mécanismes dérivant de fidélités familiales inconscientes, que je privilégie, notamment en ce qui concerne la relation à l'argent et à la réussite.

J'insisterai tout particulièrement sur la démarche théorique et pratique de Salomon Sellam, éminemment novatrice et qui apporte un éclairage direct et ciblé aux problématiques rencontrées.

## QUELQUES BASES ET DONNEES D'ETUDE

Afin de déceler les facteurs susceptibles d'entraver la fluidité de notre relation à l'argent, il convient de repérer les évènements et personnages ayant marqué l'histoire de notre famille, en remontant sur deux ou trois générations.

Dans bien des cas, il sera alors possible de mettre en lumière certains phénomènes déterminants pour le devenir du groupe familial dans son ensemble et de certains de ses membres en particulier. Ces phénomènes sont souvent à l'origine de conflits de loyauté qui entravent le devenir de certains membres d'une même famille.

Bien entendu cette liste est loin d'être exhaustive, libre à vous de la compléter par des données qui vous apparaissent essentielles.

## LES SECRETS DE FAMILLE ET HONTES TRANSGENERATIONNELLES

Il n'est pas nouveau d'affirmer, selon de nombreuses données psychanalytiques, que certains secrets de famille sont susceptibles de peser lourdement sur le devenir d'une famille et d'entraver l'épanouissement de certains de ses membres.

Il s'agit bien évidemment de secrets, généralement honteux, qui peuvent concerner tant la sphère sociale que la sphère privée.

Ces secrets bien gardés visent à protéger certains membres de la famille d'une vérité jugée à tort ou à raison comme traumatisante.

Lorsqu'ils sont divulgués ces secrets le sont sur un mode honteux, ce qui génère alors une très forte culpabilité transgénérationnelle.

En voici une liste qui ressemble à un drôle d'inventaire à la Prévert :

— les filiations illégitimes cachées ;
— la non-révélation de l'identité d'un parent ;
— l'inceste ;
— les abus sexuels ;
— les viols ;
— les violences conjugales ;
— les mariages forcés ;
— la prostitution ;
— les incarcérations ;
— les escroqueries ;
— les trahisons de tous ordres, familial et social ;
— les faillites ;
— la toxicomanie, le trafic de drogue ;
— l'alcoolisme ;
— les disparitions ;
— la maladie mentale, les internements psychiatriques ;
— les abandons ;
— les mariages consanguins ;
— les dilapidations de patrimoines ;
— les deuils inachevés, tus ou cachés ;
— etc.

Cette liste permet surtout de repérer quelques éléments marquants inhérents aux trajectoires humaines et donc à toute famille ; éléments qui s'avéreront significatifs et lourds de sens uniquement lorsqu'ils n'auront pas été surmontés et assimilés, continuant ainsi à générer honte et malaise chez tel ou tel membre de la famille concernée. On peut donc dire que ces éléments ne revêtiront pas le même impact pour tous les membres d'une même famille.

Mais que faire de ces données si vous en repérez dans votre histoire familiale ? Vous ressentez que ce (ou ces) facteur(s) pèse(nt) sur votre évolution, votre libre-arbitre, comme si vous étiez pris dans les mailles d'un filet invisible, et que les efforts que vous déployez pour sortir de vos difficultés tant affectives que sociales ou financières n'aboutissent jamais.

Peut-être vous sentez-vous empêtré dans des mécanismes de répétition, dans des croyances telles que : « je n'ai pas de chance », « ce n'est pas pour moi », « je n'ai pas osé »...

Là aussi nous pourrions dresser un inventaire à la Prévert des déconvenues de la vie susceptibles d'enfermer un individu dans des comportements d'échec.

Le but du présent ouvrage est précisément de vous permettre de dénouer les fils invisibles qui vous retiennent prisonnier, comme nous allons le voir par la suite.

Tout d'abord, l'étude ciblée de l'arbre généalogique à partir des dates, des prénoms, du rang dans la fratrie, des métiers... apportera un éclairage plus direct sur certains membres rencontrant des difficultés notoires. À savoir les liens ou fidélités inconscientes reliant un individu à certains membres ou évènements de sa famille.

### Le cas de Diego

Diego vient suivre un séminaire sur l'argent car il veut comprendre pourquoi, alors qu'il gagne correctement sa vie, il est sans cesse à court d'argent et ne parvient pas à atteindre les objectifs qu'il s'est fixés.

Il en ressort qu'à l'évidence il n'a pas coupé le cordon avec son fils de vingt-quatre ans lequel, bien que travaillant, est sans cesse dépendant de son père car il gaspille ses revenus dans les bars (problèmes d'alcoolisme) et à faire la fête. Diego subvient donc aux besoins de son fils, allant même jusqu'à lui faire ses courses et son ménage, ce qui, bien entendu, a des répercussions sur sa propre vie de couple, sa compagne n'acceptant pas, et on la comprend, une telle situation.

Il apparaît très vite que Diego, bien que n'ayant jamais délaissé son fils, se sent coupable vis-à-vis de lui d'avoir divorcé. Voici ce que nous apprend son arbre :

Diego croyait appartenir à une famille stable dans laquelle on ne divorçait pas (sa mère conservait d'ailleurs religieusement la photo du mariage de Diego, bien que ce dernier fut divorcé depuis près de vingt ans, lui signifiant ainsi son désaccord sur ce divorce).

Quel ne fut pas l'étonnement de Diego, en approfondissant son histoire familiale, de découvrir que celui qu'il considérait comme son grand-père maternel n'était en fait que le beau-père de sa mère, son vrai grand-père étant parti lorsque sa mère avait quatre ans. Lorsque Diego interrogea sa mère, il découvrit que celle-ci connaissait l'histoire de son père (le qualifiant de macho, de coureur de jupons, de joueur et d'alcoolique...) mais que ses parents et elle avaient tacitement choisi de garder le secret. On peut supposer qu'elle éprouvait une certaine honte d'être la fille d'un homme aussi dépravé et mauvais père, et qu'elle préférait préserver son beau-père, auquel elle vouait un amour et une reconnaissance infinis.

Diego ayant lui-même divorcé lorsque son fils avait quatre ans, a inconsciemment endossé l'abandon de son grand'père maternel et ses turpitudes. Ce qui a tout naturellement généré un sentiment de culpabilité tel que Diego s'est vu dans l'obligation de se comporter en père exemplaire, allant même jusqu'à se rendre incapable de poser des limites à son fils.

Nous savons que la nature a horreur du vide et nous sommes fondés à considérer qu'il en est de même pour la famille... Car c'est un fait que lorsqu'une famille a longtemps nié, ou renié, l'un de ses membres, il n'est pas rare que les générations suivantes le rappellent d'une manière ou d'une autre à l'existence, sous la forme d'un « retour du refoulé ». Dans le cas de la famille de Diego, il est évident que le petit-fils tend à reproduire le comportement irresponsable de l'aïeul.

Plusieurs éléments de notre liste se conjuguent dans l'histoire de Diego. On y trouve en effet : un non-dit, un abandon, un comportement irresponsable face à l'argent, l'alcoolisme. Et, bien qu'ayant été soigneusement occultés par la famille tout entière, ces éléments ont refait surface dans la trajectoire de vie de Diego. De même, on constate la répétition de la séparation survenue, dans les deux cas, lorsque l'enfant avait quatre ans.

Ayant pris conscience de son scénario familial, Diego a pu se détacher de son fils – favorisant ainsi son autonomie – tout en assainissant sa propre situation financière, ce qui eut pour effet de consolider sa relation de couple actuelle.

Il a donc suffit de quelques heures et de quelques questions bien ciblées pour leur permettre de dénouer une problématique ancienne.

Il faut noter que les évènements ou comportements se révélant être des fardeaux transgénérationnels n'auront pas le même impact sur tous les membres d'une même famille. C'est à partir de l'étude *ciblée* de l'arbre généalogique, portant sur les prénoms, les dates, le rang dans la fratrie, ainsi que certaines trajectoires de vie, qu'il sera possible d'élucider, et souvent de résoudre, les problématiques de ceux des membres qui rencontrent des difficultés notoires.

## L'ETUDE PSYCHOGENEALOGIQUE CIBLEE ET LA RELATION A L'ARGENT

Cette étude réunit les données essentielles qui vous permettront de procéder à une étude personnalisée :

- Nous étudierons tout d'abord le projet sens
- Nous procéderons ensuite à *l'élaboration de l'arbre*, ce qui nous permettra de déceler les liens unaires existant entre certains membres d'une même famille et de commencer à détecter les fidélités familiales invisibles.

## LE PROJET SENS

Il s'agit d'éclairer l'histoire d'un individu et de sa famille aux prémisses de sa vie, c'est-à-dire au cours de la période commençant trois mois avant sa conception et se terminant un an après sa naissance, soit les deux années véritablement fondatrices de son existence. Ces fondations – et leur contexte – sont en effet déterminantes pour le devenir de l'être humain. J'aime à dire que le projet sens constitue le « disque dur » d'une vie. Bien entendu, on le reliera à d'autres données psychogénéalogiques. Son décodage peut néanmoins, dans certains cas, suffire à lever des blocages prédestinant à des limitations et même à des comportements d'échec.

Je vous propose donc maintenant de procéder vous-même à l'étude de votre projet sens en répondant aux questions suivantes :

— Que se passait-il au sein de ma famille au moment de ma conception ?

— ***Mon père :*** que faisait-il ? était-il heureux de ma venue ? Était-il dans une période heureuse ou difficile de sa vie ?

— ***Ma mère :*** idem ?

— ***Mes parents :*** fondaient-ils des espoirs sur moi ? Ou au contraire ma venue était-elle vide de sens ? Peut-être même considérée comme un accident ?

— Suis-je arrivé avant ou après une fausse-couche, ou la perte d'un enfant ?

— Ont-ils eu du mal à m'avoir ? Ai-je été tellement attendu que j'en suis devenu un « enfant précieux » ?

— Quels ont été les évènements positifs ou négatifs survenus au cours de ma gestation ?

— ***Quel fut le contexte de ma naissance ?*** naissance facile ou difficile ? Séparation d'avec ma mère ou contact avec elle ? Stress ou bien-être ?

— Qui était là pour m'accueillir ?

— Qui a choisi mes prénoms ? Pourquoi ?

— Mon parrain ? Ma marraine ?

— ***Circonstances de ma première année :*** par qui ai-je été gardé ? Où vivions-nous ? Que faisaient mes parents ? Mes frères et sœurs ? Quelle était la situation professionnelle et financière de la famille ? Qu'est-ce que ma venue a impliqué (par exemple : arrêter de travailler, déménager…) ?

La connaissance de ces informations est primordiale pour le devenir et l'épanouissement d'une personne. Il est en effet évident qu'on n'aura pas le même ressenti de sa propre existence selon que l'on a été désiré ou non, et surtout selon que les conditions de notre accueil aient été favorables ou non, en fonction du contexte affectif, social et économique de notre famille.

Voici l'exemple de **Catherine**, qui nous permettra de mieux saisir l'impact du projet sens sur le déroulement d'une vie humaine.

**Catherine** est la dernière d'une famille de quatre enfants. Elle sait qu'elle est un « accident » survenu dans une famille ouvrière où il faut se serrer la ceinture, mais qu'après avoir été refusée, sa venue est finalement acceptée, comme c'est souvent le cas.

Au cours de sa gestation, son père, peintre en bâtiment, a un « accident » du travail qui le rend invalide. Il ne peut donc plus exercer son métier et met du temps à se reconvertir. Cette convergence entre « grossesse accident », mais qui aurait pu finalement être bien vécue, et l' « accident de travail » qui est un véritable « accident de vie », aura des répercussions sur le devenir de Catherine.

Catherine constate en effet que lorsque sa situation professionnelle tend à se stabiliser, un imprévu ou une décision inconsidérée lui font perdre ses acquis et l'empêche d'évoluer. Et, bien que ses compétences professionnelles soient reconnues, elle a toujours tendance à se mettre en retrait, nuisant ainsi à son activité libérale, laquelle suppose, évidemment, une certaine notoriété.

Lorsqu'elle fait le point sur sa relation à l'argent, Catherine ne cesse de répéter : « je me refuse de me faire plaisir », « je me refuse de me faire connaître », « je me refuse... je me refuse... je me refuse ! »

On peut donc considérer que le contexte psycho-affectif et socio-économique du projet sens de Catherine s'avère programmant dans sa relation à l'argent et, partant, dans sa relation au travail. Ayant perçu dès les prémisses de sa vie qu'elle était associée à des difficultés matérielles et existentielles, elle ne s'est autorisée à prendre qu'une toute petite place, se refusant... comme, peut-être, elle avait eu le sentiment d'être refusée. Dans ce cas particulier comme dans bien d'autres, on ne saurait évidemment réduire les difficultés socioprofessionnelles et financières au « projet sens ». Cependant, comme je l'ai signifié précédemment, le « projet sens » peut être « programmant » et se recouper avec d'autres fidélités transgénérationnelles et croyances émanant de l'éducation reçue.

Une fois posées les fondations de votre existence par l'élaboration de votre projet sens, je vous invite à parcourir les dédales de votre psychogénéalogie afin de trouver le — ou les — fil(s) rouge(s) qui vous relient à la trajectoire de votre famille.

Cette étude de l'arbre généalogique et des *liens unaires* qui vous relient à certains membres ou branches vous permettra d'avoir une vision globale des fidélités familiales inconscientes qui vous enferment dans des mécanismes de répétition, dans des blocages et difficultés diverses.

Comme je l'ai déjà évoqué, cette étude est une étude « ciblée » et simplifiée qui permet d'entrer plus directement dans le vif du sujet (au sens propre comme au sens figuré). Les fidélités familiales inconscientes constituent donc la trame de cette étude.

Ainsi, nous rechercherons certaines coïncidences de dates, des superpositions de prénoms, d'actes, de métiers, d'évènements..., afin de mettre en lumière les liens unaires qui vous relient à tel ou tel membre de votre famille, et à certaines données familiales.

## LE GENOSOCIOGRAMME (ARBRE PSYCHOGENEALOGIQUE)

Il est préférable, dans la mesure du possible, de collecter les données sur quatre générations, c'est-à-dire :

— les arrière-grands-parents ;
— les grands-parents ;
— les parents ;
— sa propre génération ;
— le cas échéant, ses propres enfants.
— Les éléments à connaître :
— les prénoms (tous) ;
— les dates de naissance, jour, mois, année ;
— les dates de décès, jour, mois, année également ;
— les dates d'évènements importants (mariages, maladies, déracinements, faillites, échecs, réussites diverses...) ;
— les métiers ;
— les similitudes et numéros de rang dans les fratries.

## COMMENT COMPRENDRE L'IMPACT DES REPETITIONS ET COÏNCIDENCES DE DATES ?

Je m'appuie ici sur la démarche de Salomon Sellam qui insiste sur l'impact inconscient des dates. Car en effet, si des prénoms, des métiers, des trajectoires de vie même, peuvent être consciemment choisis, il en va tout autrement pour les dates de conception, de naissance et de décès.

Comme nous le verrons plus loin lorsque nous examinerons des cas concrets, il est extrêmement fréquent que les arbres généalogiques regorgent de similitudes de dates, ou de recoupements de dates, comme si l'histoire d'une famille n'avait de cesse que de se répéter au moyen de ces dates. Cette répétition semble bien orchestrée par l'inconscient et traduire de manière objective les fidélités familiales inconscientes.

Nous pouvons donc constater qu'il est très fréquent qu'un grand-parent ou un parent ait la même date de naissance qu'un enfant. L'originalité de l'approche de Salomon Sellam consiste à établir des liens entre les dates de conception et de naissance, ce qui permet d'observer que, là aussi, ces dates coïncident très souvent au sein d'une même lignée.

Or, il n'est pas anodin de concevoir un enfant au moment de notre propre anniversaire ou de celui de nos parents. Salomon Sellam considère que lorsque les dates de naissance sont similaires – à une semaine près – ou qu'une date de naissance et une date de conception coïncident – toujours à une semaine près – les membres reliés par ces dates constituent ce qu'il appelle des « jumeaux symboliques ». Force est de constater que l'on trouve très fréquemment des jumeaux symboliques au sein d'une même lignée.

Prenons un exemple :

Monsieur **Jean**, très proche de sa mère née un 24 avril, aura « comme par hasard » une fille née un 27 juillet, c'est-à-dire autour de la date de conception de sa grand-mère paternelle[2].

Il va de soi que lorsque les dates se superposent jour pour jour, le lien transgénérationnel est d'autant plus flagrant et intense. Par

---

[2] La date de conception s'obtient en ajoutant 3 mois à la date de naissance ; exemple : 24 avril + 3 mois = 24 juillet. Avec une marge d'une semaine, la relation entre les dates sera significative du 17 juillet (une semaine avant) au 31 juillet (une semaine après).

ailleurs, cette constante des jumeaux symboliques se rencontre très fréquemment dans les couples.

Dans son ouvrage *Le syndrome du gisant*[3], Salomon Sellam établit également des corrélations entre dates de décès et dates de naissance ou de conception.

Ces constatations peuvent surprendre, elles n'en demeurent pas moins exactes et très répandues. On peut alors supposer que la mémoire transgénérationnelle reste stockée telle une banque de données et que l'ordinateur central régi par l'inconscient n'oublie pas de relier tel ascendant à tel descendant à des fins plus ou moins positives et très certainement de marquer des fidélités familiales inconscientes.

## COMMENT CONSTRUIRE SON ARBRE GENEALOGIQUE ?

Les symboles à utiliser :

Sexe féminin :

Sexe masculin :

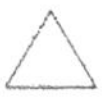

Le (la) consultant(e) :

Un seul trait pour une union libre :

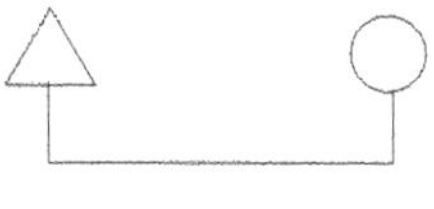

Un double trait pour un mariage avec la date figurant au milieu :

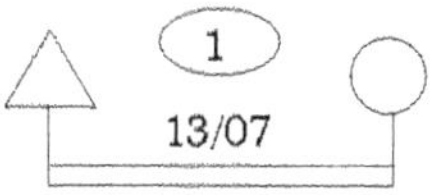


Second mariage :

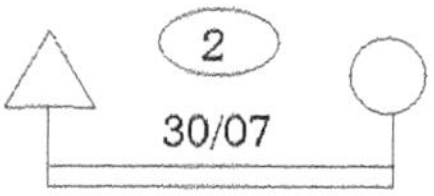


En cas de divorce :

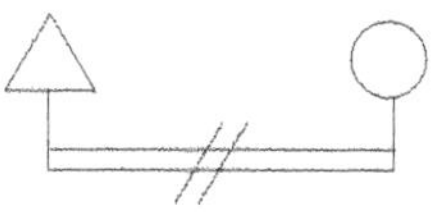

[3] Éditions Bérangel, 2003

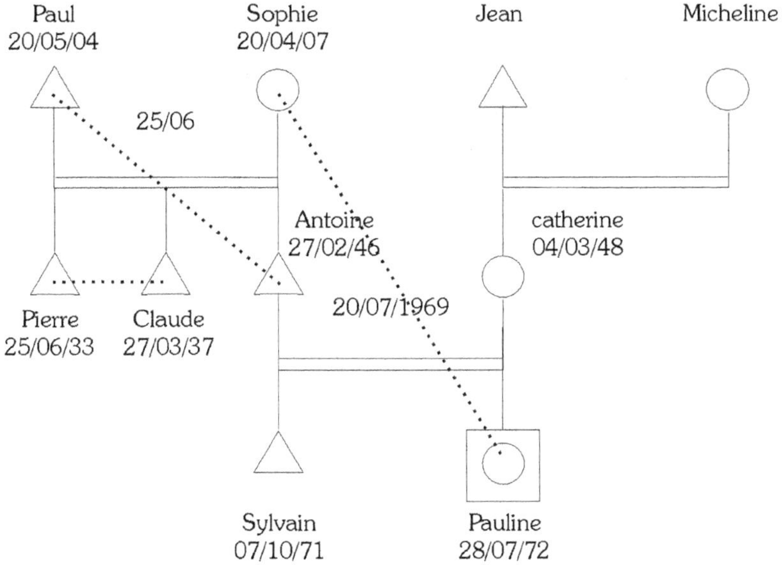


Dans l'exemple ci-dessus nous pouvons discerner des *liens unaires* entre plusieurs membres de la famille, ce qui va signifier des affinités électives entre eux, que nous relierons par des *traits unaires*. Cependant, avant que vous procédiez à votre propre recherche, j'illustrerai ces bases théoriques par des cas concrets.

## Étude du cas de Laura

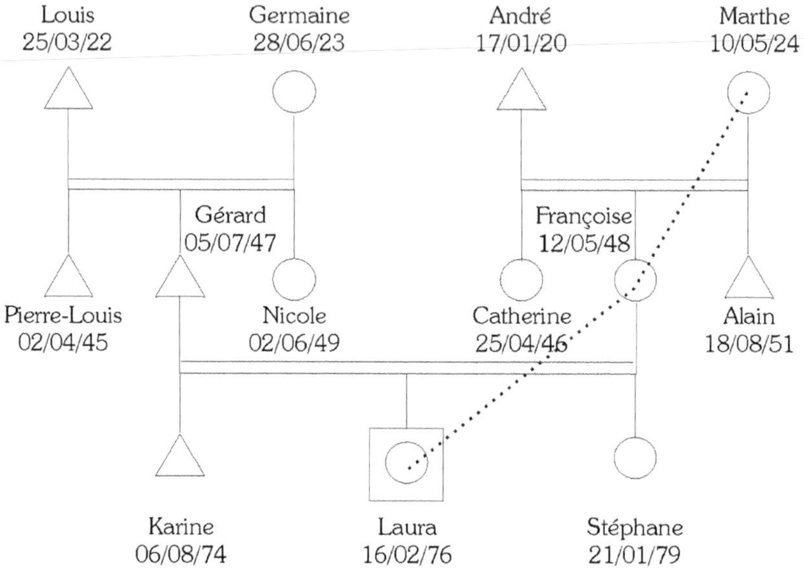


Nous constatons que Laura est reliée à sa mère Françoise et à sa grand-mère maternelle Marthe par sa date de conception (16 février + 3 mois = 16 mai).

Comme Laura le souligne elle-même, le lien unaire entre sa mère et sa grand-mère est vécu comme problématique, sa mère ayant subi les projections négatives de Marthe, qu'elle perçoit comme autoritaire et dépressive. Laura, d'autre part, met en avant sa place « d'enfant du milieu » d'une fratrie de trois, à l'instar de ses parents, tous deux deuxièmes enfants de trois et, qui plus est, du même sexe que l'aîné (décevant sans doute l'espoir des parents d'avoir un enfant d'un autre sexe). On comprend donc que le projet sens de Laura ne pouvait s'inscrire que « par défaut » et ne lui donnait pas vraiment le droit d'exister. Laura a hérité de la place précaire de ses parents, tant au sein de sa fratrie et de sa famille, que dans sa vie en général. Sa description de sa relation à l'argent confirme la difficulté qu'elle a rencontrée pour prendre sa place et s'autoriser à bien vivre.

### a) Le projet sens de Laura :

« Qu'est-ce que j'ai pu pleurer lorsque je t'attendais, il faut dire que ta sœur avait tellement besoin d'affection, elle était tellement angoissée. Et puis, on n'avait vraiment pas d'argent, je n'avais pas de quoi m'acheter un manteau et il fallait qu'on déménage car notre appartement était trop petit. Quand j'ai vu les tours de banlieue dans lesquelles nous allions être obligés d'habiter, je suis rentrée en sanglotant. »

Voici les propos que j'entendais de la part de ma mère depuis ma plus tendre enfance ! Dur d'avoir droit à une place quand on est « l'enfant du milieu », asphyxiée entre une sœur aînée adorée et une petite sœur surprotégée !

**b) Le rang dans la fratrie de Laura :**

« Pour moi, numéro deux, enfant du milieu, fille d'enfants du milieu, il aurait été difficile d'échapper au couperet de la reproduction transgénérationnelle.

Ma mère, elle aussi numéro deux, était décrite comme une enfant très discrète qu'on avait tendance à oublier, entre une grande sœur numéro un très intelligente et un petit frère numéro trois idolâtré. »

**c) Le projet sens du père de Laura :**

« Né dans une famille de viticulteurs très catholiques, mon père, numéro deux, a toujours été contestataire, devenant ingénieur alors que ses frères reprenaient l'exploitation agricole. Mon grand'père parle de lui en ces termes : « Dès sa naissance il nous a enquiquinés. Il est né en plein pendant les vendanges, la semaine où j'étais bloqué au lit avec un lumbago. » Ainsi, tous deux enfants du milieu, mes deux parents se sont toujours vécus comme des enfants « qui n'y avaient pas droit » ! Rien de plus normal que moi, enfant du milieu comme eux, je « n'y aie pas droit » non plus. Je n'ai jamais eu ma chambre ; je récupérais les affaires de ma sœur ; je n'avais pas ma place, pas d'intimité, pas d'identité. Dans la famille, j'étais celle qui devait s'adapter aux autres pour créer une certaine coordination, une forme d'harmonie. J'étais le rouage qui ne pouvait ni s'arrêter ni s'autonomiser.

J'étais accusée d'être avare et intéressée chaque fois que je réclamais justice, et j'étais définie par ma mère comme « induisant une conduite d'échec » alors que, mis à part mon bac, je n'ai jamais rien raté dans ma vie !

Enfant discrète et rêveuse, devenue une étudiante studieuse, avec une morale et une hygiène de vie irréprochables, je me percevais comme une « pauvre fille » vivant perpétuellement dans la crainte de décevoir.

Je ne m'accordais aucun moment à moi, je ne possédais rien à moi, mes vêtements faisaient partie du bien commun, même mon premier copain est très vite devenu « le garçon de la maison » !!!

Suite à mon « craquage », à la belle dépression qui m'a sortie de ma caverne, j'ai commencé à être beaucoup plus attentive à mes ressentis, à mes habitudes, à la place que je pouvais me donner. Cela se résumait à pas grand-chose, mais ce qui m'a le plus frappée alors c'était « ma relation catastrophique à l'argent ».

**d) Symptômes de la mauvaise relation à l'argent de Laura :**

« Le fait de rentrer dans une banque me serrait l'estomac. Je n'arrivais pas à ouvrir mes relevés de compte... En fait, ma grande peur était de m'apercevoir que l'on m'avait pris le peu d'argent que je possédais.

Par besoin de conserver mon argent je ne m'achetais que le strict nécessaire. Comme si le fait de m'acheter quelque chose était une preuve d'indécence... Si j'osais me faire un peu plaisir mon père me disait d'ailleurs : « Eh bien ! Tu ne t'en fais pas !... »

À la suite du stage, j'ai appris à me redonner une place, à me faire plaisir sans culpabilité et j'ai surtout montré à mes parents qu'on pouvait le faire sans que cela soit indécent ou immoral.

Les discussions qui ont suivi le stage nous ont permis d'échanger nos points de vue et, surtout, de comparer nos ressentis par rapport aux situations passées, en sortant de nos rôles familiaux, d'adultes à adultes.

Je me suis permis d'exposer à mes parents les éléments de psychogénéalogie découverts pendant le stage.

Ma mère, elle-même reliée à sa propre mère par la date de naissance, a réalisé qu'elle non plus ne s'accordait rien, reproduisant ainsi une fidélité familiale inconsciente selon laquelle il fallait jouer le rôle de la femme martyre qui devait « en baver » pour être « aimable ». Ma mère a pu ainsi décrypter progressivement le jeu pervers instauré par ma grand-mère qu'elle reportait inconsciemment sur nous.

Mon père, quant à lui, s'est rapproché de ses parents. Lors du décès de mon grand'père, il a même pris l'initiative de négocier avec la banque pour que ma grand'mère ne se trouve pas démunie. Ce qui est plutôt étonnant de la part de quelqu'un qui ne s'était jamais impliqué dans la vie de ses parents et qui n'avait jamais fait les comptes chez lui (jamais personne d'ailleurs n'avait rempli cette tache à la maison car la politique était : « Ne dépensons rien, comme ça on ne sera jamais à découvert ! ! »).

Aujourd'hui, je sens que j'ai un déblocage par rapport à l'argent. J'arrive à me faire plaisir, à envisager des projets à long terme (économiser, mais avec un but). Je peux parler d'argent sans avoir de crampe à l'estomac. Mieux encore, j'arrive à demander mon dû en toute simplicité. Je me sens surtout adulte, capable d'être autonome financièrement et psychologiquement.

Aujourd'hui je suis sereine, sans vanité ni esprit d'autoflagellation. Je dirais que, telle une œuvre d'art, j'arrive à m'estimer à ma propre valeur et j'accepte les compliments que l'on me fait… et c'est très enrichissant ! »

Ce témoignage met en évidence combien l'argent et l'affectivité sont intimement liés. Nous y trouvons également la notion de « place transgénérationnelle » (ici : l'enfant du milieu).

Les conditions de la gestation de Laura et de son accueil sont également très révélatrices de sa place par défaut, l'étude de son projet sens étant, à cet égard, des plus significatives.

Ce récit constitue une belle entrée en matière pour l'étude des différents points relatifs à la relation à l'argent.

Un autre exemple nous permettra de cerner les fidélités familiales inconscientes en ce qui concerne la relation à l'argent et à la réussite. Voici donc la question de Marie-Claire dont l'arbre reproduit ci-dessous illustre parfaitement notre sujet : « *Pourquoi les maris des femmes de ma lignée font-ils systématiquement faillite ?* »

## Étude du cas de Marie-Claire

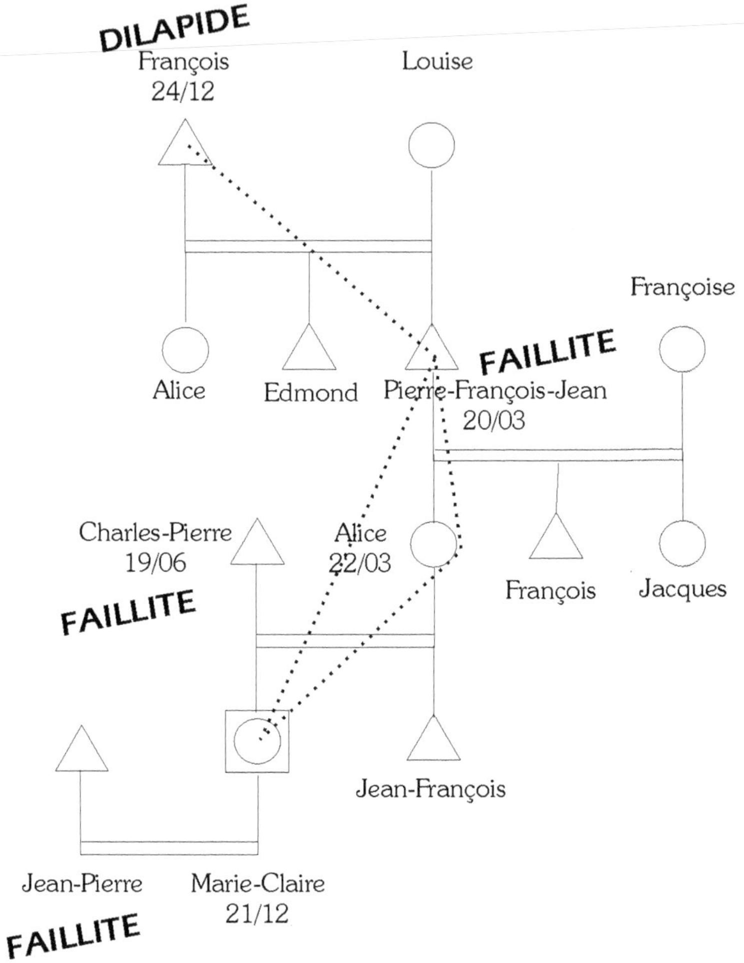


## Arbre de Marie-Claire

Marie-Claire est reliée à Alice, sa mère, par la date de conception (née un 21 décembre, elle a été conçue un 21 mars), toutes deux étant également reliées à la date de naissance de Pierre, grand'père maternel de Marie-Claire, le premier à avoir fait faillite.

Marie-Claire nous précise que sa mère lui parlait souvent de son grand-père Pierre, le décrivant comme un grand homme qui n'avait pas eu de chance. En aucun cas Alice ne remettait son père en cause, en dépit des déboires financiers de celui-ci qui avaient pourtant pesé bien lourd sur la vie de la famille, la mère d'Alice ayant été obligée de faire des ménages pour élever ses enfants.

La mère de Marie-Claire, Alice, reliée comme on l'a vu à son propre père Pierre, a manifesté sa fidélité à ce dernier en épousant Charles-Pierre, qui a également fait faillite. Alice n'a d'ailleurs trouvé à cela rien d'anormal, puisqu'elle s'est tout naturellement résignée à trimer afin de combler les déficits et subvenir aux besoins de sa famille.

Quant à Marie-Claire, en épousant Jean-Pierre, elle honore, elle aussi, la mémoire de son grand'père. Ce faisant elle ramène à la lignée un « Pierre » de plus, lequel ne pouvait lui aussi... que faire faillite.

Il apparaît que cette fidélité familiale repose sur le déni de l'impact des erreurs manifestes commises par le grand'père maternel : investissements hasardeux, mauvaise gestion, etc. Un tel déni aboutit à une répétition transgénérationnelle, puisqu'il est considéré comme normal que les épouses subissent les déboires de leurs maris et en assument les conséquences en se dévouant, voire en se sacrifiant, pour subvenir aux besoins de leur famille.

En remontant à la génération des arrières grands-parents de Marie-Claire, nous avons trouvé que le premier blocage financier remontait au père du grand-père maternel. L'arrière grand-père, en effet, héritier d'une belle fortune, avait passé sa vie à la dilapider allègrement avec des croqueuses de diamants et au casino, infligeant à sa femme et à ses enfants ses frasques hautes en couleurs.

Le grand'père de Marie-Claire, fils aîné du précédent, se fâcha avec son père et renonça à reprendre le peu qui restait de la propriété, préférant faire sa vie loin de sa famille. Bien que mari et père irréprochable, il fut amené à perdre les biens qu'il avait lui-même acquis par son travail, se plaçant ainsi dans la continuité de son père.

Les anglo-saxons qualifient cette fidélité familiale inconsciente d'« unfinished business », le père et le fils ne s'étant jamais réconciliés puisque l'arrière grand-père de Marie-Claire est mort sans avoir revu son fils. Nous pouvons tout à fait supposer que, faute d'avoir pu faire la paix et se dire adieu, le travail de deuil n'a pu s'élaborer.

Comme le dit le poète : « Un seul être vous manque et tout est dépeuplé ». On peut supposer que l'impossibilité, pour le grand'père de Marie-Claire, de faire le deuil de son propre père, l'a contraint à hériter de ses dettes et de son comportement aberrant vis-à-vis de l'argent, allant jusqu'à faire lui-même faillite.

Alice la fille, Marie-Claire la petite-fille, ont, elles aussi, endossé ce fardeau puisqu'elles ont ramené à l'arbre des hommes mauvais gestionnaires et incapables de faire face à leurs responsabilités de maris et de pères, au moins sur le plan financier.

Il restait donc à Marie-Claire à réconcilier symboliquement son arrière grand-père et son grand-père afin de restituer l'aïeul flambeur et débauché à la lignée, permettant ainsi aux femmes de la famille de changer de scénario. On peut nommer ce processus de fidélité familiale : « rendre un membre manquant à l'arbre ».

Nous retrouverons pareil cas de figure lors d'abandons, de deuils non faits, de pères ou mères inconnus. Nous aurons l'occasion d'y revenir.

## PRINCIPAUX FACTEURS TRANSGENERATIONNELS SUSCEPTIBLES D'ENTRAVER LA RELATION A L'ARGENT ET LA REUSSITE.

Certains thèmes se révèlent être des constantes lorsqu'on aborde la problématique des blocages dans la relation à l'argent et à la réussite.

Je présente ici les thèmes récurrents, vous laissant le soin d'en déceler d'autres dans votre propre problématique.

## LES BLOCAGES DE LA TRANSMISSION DE L'HERITAGE.

La transmission injuste ou, a fortiori, la spoliation, s'avèrent être des facteurs déterminants qui occasionnent très couramment des blocages existentiels pour les descendants.

Rappelons ici que l'héritage n'est rien d'autre que la transmission de biens accumulés par les générations ascendantes afin que la vie de la lignée soit féconde et prospère.

Ainsi donc, on peut considérer que le détournement d'un héritage lésant certains descendants est comparable au détournement d'un cours d'eau susceptible de rendre arides des terres jusque-là bien irriguées. En fait, l'héritage n'est rien d'autre que la transmission de l'énergie de la vie d'une lignée. C'est pourquoi son blocage peut, dans bien des cas, constituer un véritable court-circuit dans l'évolution de la famille. Cette transmission peut concerner des fortunes considérables ou des biens plus modestes, l'impact sera le même. Il est connu, par ailleurs, que la répartition des biens d'un défunt peut occasionner de graves conflits entre les membres d'une même famille jusque-la unis, car il s'agit ici de la valeur et de la place affective, symbolique, octroyée à chaque membre. Nombreuses sont les familles à s'être déchirées autour de la vieille horloge de la grand-mère...

Le terme « déshérité » est extrêmement éloquent à cet égard. Ne désigne-t-il pas aussi... les pauvres ? Cette métaphore n'est pas fortuite. Ainsi donc, lorsque la transmission n'est pas équitable, lorsqu'elle est complètement détournée, on peut constater chez les héritiers lésés et leurs descendants des difficultés d'ordre divers quant à la réussite et à la relation à l'argent.

Il semblerait que ces difficultés proviennent de croyances profondément ancrées dans l'histoire transgénérationnelle, qui renverraient au sentiment de ne pas avoir le droit de prospérer. On retrouve là une fidélité familiale inconsciente des plus répandues. Du fait de la non-transmission de la fortune familiale « flambée » par son arrière grand-père, le cas de Marie-Claire confirme cette constatation.

## LA REPARTITION INJUSTE DE L'HERITAGE.

**Karine** participe au stage sur l'argent car, après deux créations d'entreprises s'étant avérées de réelles réussites, elle vient de se retrouver à la case départ :

« Après mon école de commerce, j'ai su trouver des partenaires et créer l'entreprise dont je rêvais : la création et l'importation d'objets de décoration de design de luxe. C'était dans les années 80, l'entreprise est très vite montée en puissance jusqu'à ce que mon associé me plante après avoir détourné des sommes très importantes. Il a ensuite recréé une entreprise, et j'ai eu beau le traîner devant les tribunaux, il s'en est bien sorti. »

« Deux ans plus tard, j'ai recréé une société, en engageant mes biens personnels, toujours dans les produits de luxe et après quelques années de réussite, j'ai de nouveau été trahie par l'un de mes partenaires, cette fois-ci j'ai dû vendre notre villa. Voilà, je suis en train de créer une nouvelle société, cette fois encore dans ce que je connais, l'importation de meubles et d'objets de décoration en provenance d'Asie. Je voudrais ne pas retomber dans le même scénario. »

**L'analyse de l'histoire familiale de Karine révèle ce qui suit :**

Le grand-père maternel de Karine possédait une entreprise florissante au Maroc. Il importait des meubles de métropole pour la décoration de riches villas. Cette entreprise, héritée de ses propres parents était prospère (la fortune provenait de la branche maternelle, c'est-à-dire l'arrière grand-mère maternelle de Karine). Or ce grand-père a choisi de transmettre l'entreprise à son seul fils, lésant ainsi ses deux filles qui firent, par ailleurs, de beaux mariages.

La mère de Karine avait toujours exprimé son dépit de ne pas avoir pu reprendre l'entreprise. En créant deux sociétés de décoration, Karine « répare » cette injustice, considérée comme une trahison par la mère de Karine (qui se sent exclue de l'entreprise familiale). On voit donc que les deux trahisons subies par Karine de la part de ses associés relèvent de mécanismes de répétition.

La prise de conscience de ce scénario a permis à Karine de « régler ses comptes » avec son grand-père maternel. Elle a pu dès lors et en toute conscience prendre ses dispositions pour ne plus être flouée. À la suite du séminaire elle s'est adressée à un juriste compétent afin de mettre en place un montage de société qui assure sa protection contre toute concurrence déloyale de la part de ses associés. Notons que si Karine avait hérité d'un vrai savoir faire familial acquis depuis trois générations, elle avait aussi hérité de la trahison et de la spoliation de l'héritage perpétré par son grand-père, et cela bien que la fortune ait son origine dans la lignée d'une femme, l'arrière grand-mère de Karine.

## LES COMPORTEMENTS D'ECHEC.

Un autre comportement récurrent pouvant se superposer à d'autres, mais suffisant à lui seul à générer des blocages dans la relation à l'argent, porte sur ce que certains psychologues qualifient de « névrose d'échec ». Ces comportements sont facilement décelables lorsqu'on dresse l'historique du chemin de vie du consultant, tant sur le plan sentimental, que professionnel et financier[4]. On les repère lorsque la personne admet a posteriori qu'elle a souvent fait les mauvais choix, ou s'est arrangée pour rater certaines opportunités.

Prenons l'exemple de **Monsieur S.** :

À la suite de nombreux déboires professionnels dans le secteur privé, attribués à des comportements d'échec (ses compétences étant tout à fait à la hauteur), Monsieur S. est recruté sur concours par un grand groupe d'assurances. S'agissant du secteur de la finance, sa rémunération est constituée d'un salaire de base augmenté d'un intéressement sur les placements effectués. Monsieur S. a le choix de son secteur géographique et il en est de plus lucratifs que d'autres. Eh bien Monsieur S. s'arrange pour ne choisir son secteur que deux jours après avoir reçu l'information et, les meilleurs secteurs étant déjà pris, il se retrouve sur un secteur peu lucratif.

Le comportement d'échec est manifeste ici. Il est cependant paradoxal puisque si, d'une part, Monsieur S. s'autorise à réussir brillamment un concours très sélectif, il ne s'autorise pas à en profiter, comme s'il n'y avait pas droit.

L'étude de son histoire révèle que son groupe familial lui a inconsciemment donné une « carte de perdant ». Sa venue au monde fut en effet associée à la perte des biens de la famille suite à la perte de l'Algérie et au rapatriement des Français. Or Monsieur S. a été conçu peu de temps avant l'indépendance et il est arrivé en France à l'âge de deux semaines. Son « projet sens » est donc étroitement lié à la perte d'un pays et d'une situation confortable... et il ne peut que perdre.

---

[4] Voir « Bilan de Vie financier », chapitre VII.

**L'exemple de Sabine :**

Un autre comportement d'échec caractéristique est celui de Sabine, admissible à l'oral de la très sélective agrégation d'histoire et qui oublie de mettre son réveil le jour dudit oral... Retour à la case départ. Quand on sait la somme de travail que nécessite la préparation de l'agrégation et le peu de probabilité d'être admissible, il semble évident que les mécanismes inconscients sous-jacents à cet échec sont des plus puissants.

Dans ce cas précis, Sabine est reliée à sa grand-mère maternelle par sa date de naissance, l'une étant du 22 mai et l'autre du 26 mai. Cette grand-mère aurait rêvé d'être institutrice si le début de la guerre ne l'avait obligée à travailler dès ses quatorze ans. Sabine et sa grand-mère entretiennent, comme on peut s'y attendre, des rapports privilégiés et Sabine n'a manifestement pas choisi l'enseignement de l'histoire par hasard. Mais de là à réussir pleinement dans la plus haute fonction hiérarchique de l'enseignement, il y a une marge : celle de l'impossibilité qu'a vécue son aïeule de réaliser son propre rêve.

D'autres comportements d'échec peuvent concerner des placements hasardeux, des mauvais choix ou encore des pertes au jeu, puisqu'il est évident que les joueurs compulsifs jouent pour perdre. À propos de jeu, citons l'exemple extrêmement intéressant du célèbre acteur Omar Sharif, issu d'un milieu modeste et dont la passion des courses est notoire. Omar eut un jour l'occasion d'expliquer que, très gêné de ne pas comprendre pourquoi il percevait des cachets faramineux, il lui a fallu « s'arranger » pour perdre la majeure partie de cet argent aux courses. Quelle belle fidélité inconsciente aux origines modestes de sa famille[5] !

Je vous laisse le soin de dresser le bilan de vos propres comportements d'échec, ou de ceux de vos proches, en essayant de faire le rapprochement avec des situations de pertes ou de frustrations survenues dans votre lignée. Cet exercice se révélera des plus instructifs.

---

[5] Voir le paragraphe sur les ludopathies, chapitre VI, pour plus de détails sur l'histoire d'Omar Sharif.

## LES MECANISMES D'AUTO SABOTAGE.

Bien qu'ils se superposent la plupart du temps aux comportements d'échec et aux croyances, les mécanismes d'auto sabotage peuvent parfois s'inscrire dans le registre des fidélités familiales inconscientes. Ainsi une famille cigale engendrera plus facilement des petites cigales que des fourmis et vice-versa.

Dans le cas des cigales, ce saboteur de la relation à l'argent est parfaitement capable d'amener à confondre le rêve et la réalité. Les fourmis, quant à elles, auront tellement peur de manquer que le montant réel de leur compte en banque ne parviendra pas à les rassurer (voir plus haut le cas de Laura).

Le saboteur est très habile pour faire chauffer la carte bleue des cigales et n'a de répit que lorsque le compte est au rouge vif, devenant un feu rouge, voire un (sens) interdit bancaire. Il arrive aussi que le fait d'avoir de l'argent de côté s'avère source d'inconfort pour des personnes qui ont toujours vu leurs parents ou leurs grands-parents jongler avec les dettes et les découverts bancaires. Ici, l'inconfort est engendré par le fait d'être confronté à une situation inconnue jusqu'alors.

Le saboteur se manifeste par une petite voix intérieure qui « pousse à la dépense » ou aux « mauvais calculs », qui amène à confondre les envies compulsives et les besoins réels : « J'en ai envie = il me le faut ». Cette petite voix est familière aux acheteurs compulsifs et aux joueurs pathologiques. On gaspille de l'argent dans des achats inutiles, ou bien on perd au jeu pour retrouver une sensation de manque, laquelle s'inscrit dans l'histoire psychoaffective du sujet aussi bien que dans l'histoire familiale. Il existe en effet des familles qui fonctionnent depuis des générations dans le manque et cela quels que soient leurs revenus, pendant que d'autres familles, bien que plus modestes, parviennent à économiser et à acquérir des biens, ne serait-ce que par exemple leur logement.

À l'inverse des cigales, les « fourmis anorexiques » nourriront leur relation au manque par une peur irréelle de manquer, allant jusqu'à ce que d'aucuns qualifient d'anorexie financière. Une telle parcimonie démesurée trouve en partie, elle aussi, ses fondements dans le développement psycho-affectif du sujet (voir le « stade anal » décrit par S. Freud), lorsque certaines traditions familiales ont la vie dure. On pourra également identifier des mécanismes d'auto sabotage dans le fait de ne pas faire ses comptes, de ne pas ouvrir ses relevés bancaires.

L'approche psychogénéalogique des relations pathologiques à l'argent se traduira naturellement de manière spécifique en fonction de l'histoire de chacun, tout comme les blocages générés par des manques ou des difficultés psychoaffectives. Les répétitions transgénérationnelles sont en partie à l'origine de ces difficultés, les autres causes étant liées à des trajectoires de vie plus ou moins semées d'embûches, notamment au cours de la petite enfance.

Je conclurai ce chapitre par le témoignage de **Myriam** :

« Ce stage sur la relation à l'argent m'a permis de comprendre ma relation à l'argent et de ne plus me culpabiliser. J'ai réalisé que dans ma famille, tant dans ma lignée maternelle que paternelle, il y avait eu, sinon des faillites, du moins des dilapidateurs de fortune.

Du côté de mon père, un arrière grand-père autoritaire et mégalo a ruiné l'affaire familiale (des vins de Bordeaux). Cette faillite a provoqué la mort de mon grand-père paternel qui avait consciencieusement développé l'affaire en sillonnant la France pour vendre le vin du château. En effet, à l'annonce de cette faillite et de la vente du château, mon grand'père a fait un infarctus et fut retrouvé mort dans son bureau. Mon père, alors âgé de treize ans, en a été fortement marqué et s'est évertué à travailler dur toute sa vie.

Après un remaniement dans la société où mon père travaillait depuis vingt quatre ans, ce dernier s'est retrouvé au chômage et a fait une dépression. J'avais alors... treize ans !

Nous sommes partis vivre à Paris afin que mon père essaie de retrouver du travail. Il n'en a jamais retrouvé...

Du côté de ma mère, son père épicurien (et panier percé), lui-même écrasé par la personnalité d'un père savant, n'a jamais travaillé que dix ans durant toute sa vie. Ma mère, orpheline de mère à l'âge de dix-huit ans a enchaîné les petits boulots pour subvenir à ses besoins et à ceux de son père. Elle a mené cette vie difficile, n'ayant même pas de quoi se payer un ticket de bus pour aller travailler et cela jusqu'à ce qu'elle épouse mon père, à l'âge de vingt-sept ans.

Jamais personne dans ma famille n'a pu faire fructifier l'argent de la lignée ni gagner normalement sa vie. Sauf mon père, qui a bien sûr beaucoup travaillé jusqu'à mes treize ans, son chômage pouvant s'apparenter à la faillite et à la perte de situation de son propre père. Mon père n'aimait pas parler d'argent et ma mère n'a jamais su combien il gagnait.

Il faut aussi mentionner d'autres membres de la famille qui ont vécu pauvrement en se dévouant aux autres, comme ma grand-tante dont j'ai hérité le second prénom « Nicole » qui vécut pauvre, célibataire mais joyeuse, soit au crochet des autres, soit en jouant leur argent aux courses.

Ces deux jours de séminaire m'ont permis d'effacer mes complexes au sujet de l'argent, en me disant que je pouvais en gagner, vivre riche et l'assumer (déjouant ainsi les fidélités et croyances familiales inconscientes).

Je suis traductrice en libéral depuis onze ans et ma situation financière est aujourd'hui en voie d'amélioration. Je sais maintenant réclamer mon dû, négocier mes tarifs, prendre une commission lorsque je sous-traite un travail... Je démarche par ailleurs un autre secteur d'activités, car mes clients sont là mais peu rentables ; je m'oriente donc vers l'incrustation de sous-titres de films, ce qui est plus rémunérateur... »

Soulignons que Myriam est reliée à son père par sa date de naissance, puisqu'ils sont tous deux nés le 2 septembre. Cette coïncidence explique certainement les déboires financiers du père survenus lorsque Myriam avait treize ans, âge qu'il avait lui-même lorsque sa famille vécut cette faillite qui causa la mort de son père. D'autre part les difficultés affectives et financières rencontrées par sa mère ont certainement induit chez Myriam l'impossibilité d'oser se faire payer à sa juste valeur.

Ce simple décodage a suffi à Myriam pour passer à un autre registre et oser se faire payer à sa juste valeur.

Comme on l'a vu avec les différents cas présentés dans ce chapitre, les fidélités familiales inconscientes s'avèrent être de puissants facteurs de réussite ou d'échec. Il convient donc, lorsque celles-ci constituent des facteurs négatifs susceptibles d'entraver le devenir et la prospérité d'un individu, de les déceler, de les décoder et, en toute conscience, d'accepter de les lâcher.

Mais comment lâcher des systèmes programmés depuis une, deux, voire trois générations ? C'est ce que je vous propose d'explorer dans le prochain chapitre.

## CHAPITRE II

# RESOLUTION DES FIDELITES FAMILIALES INCONSCIENTES

La mise en lumière des fidélités familiales inconscientes jusque-là occultées amène toujours de la part de mes patients un : « Bon maintenant que je sais ça, qu'est-ce que j'en fais ? »

Cette question est légitime et elle se posera sans doute d'autant plus à vous si vous procédez seul à ce « voyage » à travers votre histoire familiale. En effet, la relation au thérapeute ou la dynamique d'un groupe, peuvent d'emblée contribuer à un profond remaniement des mécanismes inconscients mis en lumière dans une relation intersubjective.

### LES PRISES DE CONSCIENCE SPONTANEES

Comme nous venons de le voir, de simples prises de conscience spontanées suffisent parfois à stopper un mécanisme de répétition transgénérationnel. Ces prises de conscience-là se produisent généralement en cours de consultation, lors de l'étude du génosociogramme et de la découverte des liens insidieux qui relient la personne à certains ascendants et/ou à certains comportements familiaux déviants. Cette découverte produit toujours une intense émotion qui se manifeste couramment par des pleurs, ou une soudaine fatigue, voire un malaise vagal, etc.

De telles réactions émotionnelles traduisent un intense bouleversement psychique du patient, impliquant pour lui la nécessité d'un nouveau positionnement au sein de sa famille et d'un profond remaniement de sa vie en général. Car en effet, une prise de conscience d'une telle ampleur amène la personne à prendre du recul vis-à-vis de la dynamique familiale inconsciente, à se délester de fardeaux qui ne sont pas les siens et à couper les entraves qui l'empêchaient de cheminer librement dans sa propre vie. On peut comparer ce processus à une séquence cinématographique, lorsque le réalisateur passe d'un gros plan à un plan général qui révèle d'autres éléments de la scène ce qui, évidemment, en transforme le sens. Il s'agit ici de prendre du recul face à des évènements passés qui n'ont plus lieu d'influer sur le présent.

Cependant, qu'elles se produisent au cours d'un stage ou lors d'une consultation en cabinet, les simples prises de conscience spontanées ne suffisent pas toujours à se libérer définitivement du problème. Ces prises de conscience doivent alors être étayées par des actes symboliques — qui permettent de les concrétiser — dont voici quelques exemples parmi les principaux que l'on puisse envisager :

## RENDRE A SA LIGNEE

On sait que la loi prévoit que l'on puisse refuser un héritage, notamment lorsqu'il s'agit de dettes...

Or, dans les transmissions transgénérationnelles de fidélités familiales inconscientes relatives à des comportements déviants — ou à des deuils non aboutis — il s'agit bel et bien de « *dettes ou de fardeaux transgénérationnels* » qui se reportent sur certains membres de la famille.

La prise de conscience pourra alors se concrétiser, par exemple, par le refus délibéré d'un héritage « problématique ». Ce refus sera formulé en pleine conscience et avec la ferme intention de rendre à sa lignée ses comportements culpabilisants et de parachever les deuils qui n'ont pu être acceptés ou dépassés.

## LES ACTES SYMBOLIQUES - QU'EST-CE QU'UN ACTE SYMBOLIQUE ?

Comme tout arrive ou se transmet par des actes réels, il faut défaire un acte par un autre acte.

Un acte symbolique est une action signifiante et précise que l'on accomplit afin de déjouer un système aliénant et dissoudre les liens insidieux qui entravent notre libre arbitre. En psychologie, un acte symbolique n'est pas un acte magique, ni religieux — bien que les rituels religieux soient des actes symboliques. Il s'agit en fait, concrètement, de transmettre une autre information à la mémoire émotionnelle, et/ou à l'inconscient, afin de favoriser la « déprogrammation » d'informations engrammées — notamment transgénérationnelles — et de croyances profondément ancrées. On peut dire que les actes symboliques relèvent d'une sémantique « analogique » ou encore « métaphorique »...

## QUELS ACTES SYMBOLIQUES ?

Certains praticiens de la psychogénéalogie proposent des actes symboliques des plus divers et variés. Il me semble, pour ma part, que quelques actes simples et signifiants suffisent.

## PRISE EN COMPTE DES DATES ET DES PRENOMS

Notons au passage que notre inconscient est doté d'une mémoire à même de stocker des données, elles aussi inconscientes comme les dates, les prénoms, leur équivalent avec les saints du calendrier et diverses dates anniversaires[6].

Il convient donc pour certains actes symboliques, afin d'en renforcer le sens et donc l'impact, de tenir compte des dates syndrome anniversaire, ou des fêtes signifiantes.

## LES LETTRES

Il est très courant de proposer à un patient qui ne peut pas s'adresser directement à une personne du fait de trop grandes difficultés relationnelles, ou qui ne le peut plus parce que son interlocuteur est décédé, de lui écrire une lettre symbolique. Une lettre symbolique peut revêtir différentes formes :

### a) La lettre à un défunt que l'on a connu.

La plus courante est destinée à parachever un deuil non abouti, un *unfinished business* pour reprendre l'expression d'Élisabeth

[6] Voir : Paola del Castillo, *Symbolique des prénoms en psychogénéalogie*, Éd. Quintessence, juillet 2003

Kubler-Ross, psychiatre américaine connue pour ses travaux sur le deuil.

Dans bien des cas en effet, un deuil non achevé peut entraver considérablement le cours d'une vie. Et cela, lorsqu'on n'a pas pu dire au revoir au défunt par exemple ou, surtout, lorsqu'on regrette de ne pas lui avoir dit l'essentiel : secrets... rancœurs... pardon... gratitude...

Cette problématique est très fréquente parmi les patients qui viennent me consulter et elle engendre très souvent un état dépressif plus ou moins prononcé.

**b) La lettre à un défunt que l'on n'a pas connu.**

Il se peut également que le deuil à faire ne soit pas directement celui d'une personne que l'on a connue et aimée, mais d'un ascendant dont la mort n'a pas été acceptée par les générations qui nous précèdent. Cette problématique a été dépeinte de manière très précise par Salomon Sellam[7] qui la nomme « le Syndrome du Gisant ».

Par conséquent, lorsqu'une personne est manifestement porteuse d'une mémoire de gisant, il est souhaitable de l'aider à s'en décharger. Pour cela il conviendra que cette personne « rende » au disparu, au moyen d'une lettre, son histoire, sa souffrance, sa maladie ou sa mort tragique. La lettre exprimera en outre très clairement que, dorénavant, son descendant s'autorise à vivre pleinement sa propre vie, à faire les choix qui seront judicieux pour lui et par là-même à réussir pleinement en tous domaines.

La lettre pourra également signifier au défunt que son décès est maintenant accepté et que personne dans la lignée n'a plus la charge de l'incarner.

Comme on le sait, le syndrome du gisant peut avoir une lourde incidence sur un descendant chargé par la lignée de porter la mémoire d'un défunt dont la mort n'a pas été acceptée. Cette histoire peut le « plomber » durant toute sa vie, tant sur le plan affectif que social et professionnel et l'empêcher de développer une relation à l'argent féconde et sans entraves.

---

[7] dont nous avons évoqué les travaux au chapitre I.

L'écriture des lettres symboliques requiert la mise en place d'un contexte favorable. C'est pourquoi si vous réalisez, au fil de votre recherche psychogénéalogique, qu'il vous est nécessaire d'écrire une ou plusieurs de ces lettres, il est souhaitable de prévoir pour ce faire un certain cadre :

— Veiller à choisir un moment où vous ne risquez pas être dérangé et dans un lieu où vous vous sentez bien ;
— Éventuellement commencer par une séance de relaxation ou une méditation avant de vous mettre à écrire, afin d'être le plus disponible, le plus réceptif possible aux émotions que votre démarche peut faire surgir.

On comprend maintenant qu'un acte symbolique, pour être véritablement libérateur, doive être vécu en pleine conscience et en s'impliquant du plus profond de son être.

Une fois la lettre écrite on peut, soit la brûler et enterrer les cendres dans une jardinière sur la tombe du destinataire — lorsque celui-ci est décédé — soit, si on n'a pas accès à la tombe, enterrer les cendres dans un lieu que l'on ressent comme propice et y repiquer une plante. On peut également disperser les cendres de la lettre dans un cours d'eau afin de liquider la mémoire qui y est attachée.

### c) Les lettres pour « liquider » les fardeaux transgénérationnels.

Si nous reprenons l'inventaire à la Prévert des différents évènements susceptibles de générer une intense culpabilité sur plusieurs générations[8], il est probable que nous soyons amenés à identifier un ou plusieurs faits similaires ou significatifs dans notre propre histoire familiale et que nous éprouvions le besoin de régler des comptes et des contentieux *a posteriori*, comme ce fut le cas pour Marie-Claire, présentée au chapitre précédent. Voici l'acte symbolique choisi par cette dernière pour réconcilier son grand-père et son arrière-grand-père dans le but de libérer sa lignée des forfaitures de celui-ci :

---

[8] Voir cette liste (non exhaustive) chapitre I, page 14

**Marie-Claire** a tout d'abord rédigé une lettre par laquelle son grand père pardonnait à son propre père les turpitudes et les écarts de conduite qui l'avaient amené, lui son fils, à le renier.

Par cette lettre Marie-Claire les réconciliait explicitement :

« Moi Marie-Claire, petite-fille de...... et arrière-petite-fille de...... déclare par la présente réintégrer dans mon clan mon arrière-grand-père...... qui en a été banni.

En toute conscience je réconcilie mon grand-père et mon arrière-grand-père et je les réunis dans l'amour.

Par cet acte, les hommes de ma famille sont quittes des dettes et des faillites qui leur ont été léguées à leur insu par mon arrière-grand-père. Ils ne sont désormais plus porteurs des conséquences de ses errements financiers.

Par là même, les femmes de ma famille sont libérées du fardeau transgénérationnel qui les contraignait à assumer les revers de fortune des hommes de la famille et à trimer seules pour faire vivre leur foyer.

Afin que les liens qui unissent ma famille soient féconds et prospères, ainsi donc je réunis par la présente...... et......, avec tout mon amour, Marie-Claire.

Marie-Claire a ensuite brûlé cette lettre et a placé les cendres dans la jardinière de la tombe de son grand-père. Puis elle a repiqué une plante par-dessus les cendres, signifiant ainsi que la vie continue. L'acte symbolique de Marie-Claire s'est avéré des plus libérateur pour elle-même et les siens. Cette lettre lui a permis de « désengrammer » le programme de faillite des hommes — et de précarité des femmes — de sa famille.

### d) Que faire de cet écrit ?

Après avoir rédigé une telle lettre on peut la lire ou la donner à la personne en cause, là aussi en toute conscience, soit la lire à haute voix à des tiers qui seront témoins de ce jugement et de ce pardon, puis la brûler et enterrer les cendres, pour que cette affaire soit elle aussi, une fois pour toutes, enterrée.

On peut ensuite disperser les cendres dans un cours d'eau afin de « liquider » l'affaire. Faites selon ce que vous ressentez.

## AUTRES ACTES SYMBOLIQUES.

De la même manière il est possible de réunir des membres d'une même famille qui sont en conflit, ou porteurs de non-dits, en réalisant un montage-photos dans lequel on les relie symboliquement dans l'amour. Ce montage-photos peut être complété par un texte qui explique le contentieux existant entre eux et qui le résout.

## LA DEMARCHE DE PARDON

La démarche de pardon est omniprésente dans la plupart des pratiques religieuses et spirituelles car elle s'avère être extrêmement libératrice pour celui qui pardonne. En effet, la rancœur et le ressentiment que l'on nourrit envers quelqu'un nous encombrent nous-même et nous empoisonnent la vie. Car la rancœur, loin de nous « débarrasser » de la personne à qui nous en voulons, maintient un lien énergétique négatif avec elle. Ce lien négatif insidieux est un très grand « dévoreur d'énergie » susceptible de freiner et d'entraver notre propre cheminement.

En voici un exemple :

**Jean** en veut à son père d'être parti lorsqu'il avait huit ans en laissant sa mère, son frère et lui dans le besoin tandis qu'il gaspillait son argent avec sa nouvelle femme.

Bien qu'âgé maintenant de quarante-quatre ans, Jean continue à ressentir cette trahison avec la même intensité, la même haine, que dans son enfance : « j'en veux à mort à mon salaud de père » me dit-il.

Au cours de notre travail, Jean me confie que depuis deux ans il cumule les déboires professionnels et financiers, allant même jusqu'à avoir été victime d'escroquerie. Or, il y a deux ans, son propre fils a eu huit ans... Jean réalise alors qu'il est en train de reproduire inconsciemment envers sa femme et son fils le scénario de perte financière et de précarité que lui a infligé son père au même âge.

Il s'agit vraiment là d'une fidélité familiale inconsciente caractérisée, car nous avons découvert par la suite que le grand-père paternel de Jean a été empêché de subvenir aux besoins de sa famille en raison de sa déportation. Le père de Jean était alors âgé de... huit ans ! La prise de conscience de cette répétition a, dans un premier temps, aidé Jean à prendre du recul et à comprendre que son père avait, lui aussi, connu la précarité.

Mais il ne le pardonnait pas pour autant, estimant que son père « aurait pu » choisir de faire différemment pour sa famille. C'est du moins ce que croyait son enfant intérieur de huit ans, imprégné du ressentiment et de la souffrance de sa mère.

De plus et comme nous l'avons vu plus haut, la rancœur de Jean entretenait un lien avec son père, lien qui, parce que négatif, l'amenait à reproduire le scénario de perte et de trahison (escroquerie).

Le cheminement de Jean a donc consisté à accepter que son père, lui-même prisonnier de ce mécanisme de répétition inconscient, n'ait pas pu y échapper. Il a pu reconnaître, dans un second temps, que dans le fond c'était là son problème et sa souffrance.

La démarche de pardon a donc permis à Jean de reconnaître et d'accepter son père avec sa propre souffrance, sans plus en être la victime à perpétuité. Grâce à cette démarche Jean, qui est agent d'assurances, « assure » maintenant pour sa famille et pour lui-même...

Nous pourrions présenter de nombreux autres exemples confirmant que la démarche de pardon est vraiment primordiale lorsqu'il s'agit de libérer notre relation à l'argent. Cesser d'en vouloir à quelqu'un à qui nous imputons nos difficultés, c'est rompre le lien négatif avec cette personne, lui donner beaucoup moins d'importance dans notre vie affective et laisser la place à d'autres relations beaucoup plus positives et fécondes.

## COMMENT PARDONNER ?

Les traditions spirituelles et religieuses ont chacune différents rituels et prières amenant au pardon. C'est pourquoi je vous invite à explorer, le cas échéant, votre propre tradition religieuse.

Lorsque cela est possible, on peut envisager d'aller directement exprimer son ressentiment à la personne qui nous a causé un préjudice, puis de lui exprimer notre pardon. Cette solution requiert une certaine force et un courage indéniable, mais c'est souvent le moyen le plus simple de passer à autre chose.

On peut aussi rédiger une lettre en trois points, sur le schéma d'un réquisitoire de procès : commencer par exposer les faits reprochés, puis signifier les « peines encourues » (par exemple pour le non-paiement de pensions alimentaires, etc.) et enfin, clore le dossier en pardonnant, puis qu'il y a prescription.

Il s'agit dans cet écrit de signifier à l'accusé que la victime requérant ce jugement lui pardonne en tout conscience et qu'à présent elle veut se détacher des faits reprochés qui désormais ne l'encombreront plus et qu'elle s'en libère une bonne fois pour toutes.

## MEDITER SUR SON GENOSOCIOGRAMME

Il peut être également intéressant de prendre du recul face à son arbre généalogique et de le regarder à distance.

Tout d'abord, on commence par matérialiser par un trait de surligneur les liens électifs qui nous relient à certains membres de notre clan (dates, prénoms, superpositions de place dans la fratrie ou de trajectoire de vie, etc.), ainsi que les phénomènes marquants concernant l'argent et la réussite, entourés par des couleurs similaires.

Après s'être bien relaxé ou avoir médité, on peut ensuite regarder l'arbre à distance afin de ressentir les liens positifs ou négatifs qui nous relient à cette famille.

On peut alors en toute conscience souligner les éléments positifs favorables, ceux dont nous sommes fiers (un grand-père qui a réussi, bien qu'ouvrier, à élever ses six enfants et à leur faire faire des études) ; puis barrer et/ou écrire dessous les éléments négatifs : « je te le rends » (par exemple une grand-mère qui a abandonné ses enfants pour suivre un gigolo...).

Il s'agit ici de ressentir au plus profond de soi le sentiment de sécurité que procure l'appartenance à sa famille, tout en refusant les transmissions qui génèrent un sentiment de honte, de culpabilité, de dévalorisation..., qui bloquent notre relation à l'argent et à la réussite. On pourra, ce faisant et en pleine conscience, écrire la liste de ce que l'on rend à son arbre généalogique.

Après avoir intensément énoncé et ressenti les aspects positifs de ce sentiment d'appartenance à son clan, on pourra déchirer puis brûler la liste des aspects négatifs et aliénants que l'on rend aux ascendants concernés.

On l'aura compris, tout acte favorisant une prise de recul et une différenciation de notre histoire familiale et permettant de se délester du fardeau trangénérationnel sera judicieux. C'est pourquoi j'invite chacun à chercher et à trouver l'acte le plus approprié à son histoire.

Anne Ancelin-Schutzenberger préconise quant à elle d'avoir recours au psychodrame : pourquoi ne pas organiser un jeu de rôles avec des amis et des membres de notre famille afin de remettre en scène et de déjouer certains *scenari* lourds de conséquence sur notre devenir et celui des nôtres ?...

Il s'agit dans le fond d'être créatif et d'inventer à partir de son ressenti. Cette créativité peut nous surprendre et s'avérer riche, foisonnante et féconde. Osez inventer vos propres actes symboliques, ils n'en seront que plus justes.

Au chapitre VII nous envisagerons — d'une manière plus pragmatique — d'autres facteurs et d'autres possibilités susceptibles d'améliorer et même de modifier votre relation à l'argent.

# CHAPITRE III

## LE COUPLE ET LA RELATION A L'ARGENT

Il serait souhaitable que le couple soit, tout comme la famille d'origine, un facteur d'évolution, d'épanouissement et de soutien mutuel. Car on sait que l'union fait la force et que « un plus un » ne font pas deux mais que la synergie résultant de l'union de deux personnes peut s'avérer exponentielle.

Si c'est heureusement le cas pour de nombreux couples, dans d'autres, le partenaire représente parfois pour son conjoint une entrave à sa propre évolution, que ce soit sur le plan de la reconnaissance sociale, professionnelle ou de la prospérité financière. Nous avons en partie abordé ce thème au chapitre sur les fidélités transgénérationnelles, notamment avec l'exemple de Marie-Claire.

Le présent chapitre concerne donc tout particulièrement celles et ceux qui ont le sentiment que leur relation de couple, loin d'être un facteur d'évolution et d'épanouissement, se révèle plutôt être un frein à l'atteinte de leurs objectifs ou même un empêchement à trouver leur propre voie. Nous étudierons donc différents cas de figure afin de mieux cerner les difficultés relationnelles provenant d'une mauvaise relation à l'argent de l'un, ou des deux, partenaires en présence.

Du simple fait de leur union, certains couples génèrent des difficultés financières : conjoint panier percé, se mettant systématiquement en situation d'échec, faisant les mauvais choix… ou encore conjoint extrêmement avare. Les statistiques sont à cet égard éloquentes puisque 45 % des couples connaissent des conflits motivés par des problèmes financiers risquant d'aboutir, dans certains cas, au divorce.

Il est par ailleurs intéressant de constater que les conflits financiers tendent à diminuer au fur et à mesure que le couple dure. Ce trait met en lumière l'importance de l'aspect financier en tant que facteur déterminant pour les fondations et la solidité d'un couple.

L'aspect financier est en général très peu abordé lors du projet de couple. Ce n'est qu'ultérieurement qu'il peut apparaître comme facteur de stabilité ou de fragilisation de la relation. C'est pourquoi certaines églises américaines (les baptistes) incluent l'aspect financier parmi les thèmes abordés lors de la préparation au mariage, afin sans doute de donner des bases plus solides à l'union « les bons comptes faisant les bonnes amours ». La sexualité et l'argent étant intimement liés au plan symbolique, il est indéniable que les questions d'argent non résolues pourront influer sur la libido du couple.

En effet, si de nos jours on se marie par amour, l'argent n'en est pas moins présent de manière invisible, tel un filtre qui révélera tantôt des craintes, tantôt des inhibitions, tantôt même des blessures insoupçonnées. C'est pourquoi le fait de pouvoir aborder cette question lors du projet de vie en couple permettra de déjouer bien des pièges et situations conflictuelles à venir.

## BREF RAPPEL HISTORIQUE

La croyance selon laquelle le couple peut vivre d'amour et d'eau fraîche et rester uni contre vents et marées par la seule magie de l'amour est relativement récente. Si déjà les Romains battaient monnaie, *moneta,* dans le temple de Junon la Conseillère (déesse romaine de la féminité et du mariage), les questions d'argent et de patrimoine furent, jusqu'à la fin du XIX° siècle, les éléments déterminants de mariages plus ou moins arrangés.

Dans le milieu rural, il s'agissait avant tout de conserver et de rassembler des terres. C'est pourquoi d'ailleurs, seuls certains enfants d'une même famille étaient autorisés à se marier, car il ne fallait pas disperser le patrimoine. Les autres rejoignaient le clergé, l'armée, ou devaient se contenter de demeurer tout leur vie simple valets ou filles de ferme.

On se mariait alors pour renforcer la puissance de la famille, le « et plus si affinités » ne survenant que si l'on avait de la chance. Il n'était pas rare de voir des nobles ruinés épouser de riches roturières à seule fin de redorer leur blason.

Par ailleurs, les femmes ne travaillant pas devaient avoir une dot pour trouver un bon parti et les mariages étaient âprement négociés entre les familles.

Enfin, couple et sexualité, désir réciproque, n'étaient que très rarement les fondements du mariage, dont le seul but était de faire des enfants et de renforcer la famille.

On se mariait donc pour procréer et faire fructifier ses biens, et non pas pour s'épanouir sexuellement et affectivement.

## COUPLE ET ARGENT DE NOS JOURS

Les choses ont considérablement changé de nos jours avec le travail des femmes et la libération sexuelle. On se marie par choix, par amour et pour tout partager.

Si, comme le dit le proverbe : « *quand on aime on ne compte pas* », les sociologues démontrent néanmoins que l'on se marie en général dans un milieu semblable au sien. Ce qui serait, selon eux, préférable à des mésalliances génératrices de conflits et de problèmes de dévalorisation des personnes. Ceci étant posé et l'exception confirmant la règle, il est bien entendu que de nombreux couples peuvent filer le parfait amour malgré des origines sociales différentes.

Quoiqu'il en soit, il semble évident que le choix du partenaire soit couramment déterminé (consciemment ou non) par le milieu d'origine, la profession, les revenus, etc. Des statistiques démontrent d'ailleurs que les couples disposant de revenus suffisants et sachant bien les gérer durent en moyenne plus longtemps que ceux qui connaissent des difficultés financières récurrentes, et cela quel que soit leur milieu.

Enfin — et nous y reviendrons lorsque nous aborderons le thème de l'argent et du divorce — il convient de souligner que 46 % des divorces sont motivés, au moins en partie, par des problèmes de gestion et de répartition des revenus et des dépenses. Ce chiffre donne à réfléchir….

## SEXUALITE ET ARGENT

Le lien entre sexe et argent — lien qui remonte à la toute petite enfance, lorsque le nourrisson a tout autant besoin d'être comblé de nourriture que d'être comblé affectivement — reste tabou dans nos sociétés. On sait pourtant combien les deux sont intimement mêlés et combien les problèmes financiers peuvent avoir une incidence catastrophique sur la libido du couple...

Nous avons vu que les couples bénéficiant de revenus confortables ont moins de conflits et divorcent moins que les autres. On peut ajouter que l'argent, en tant que symbole phallique, de même que la réussite, rendent l'autre beaucoup plus désirable...

## RELATION A L'ARGENT ET PROBLEMATIQUES DE COUPLE

### Les non dits

Il est très fréquent que certaines dépenses soient cachées au conjoint, qu'il s'agisse de dépenses personnelles, d'achats pour les enfants ou pour la maison. Ces cachotteries sont généralement causées par un sentiment de culpabilité provenant de ce que l'on se fait plaisir, ou que l'on fait plaisir. Ces dissimulations récurrentes finissent par instaurer un sentiment de malaise et peuvent à la longue entraver la fluidité de la communication au sein du couple. D'autre part, le partenaire qui cache ses dépenses se retrouve dans une position infantile face à son conjoint.

## L'UN DES PARTENAIRES EST RADIN

Il est fréquent que l'un des conjoints soit plus dépensier ou plus économe que l'autre, ce qui peut dans le meilleur des cas constituer une complémentarité et un facteur d'équilibre au sein du couple.

Parfois l'un des conjoints se révèle être très radin — ce qui apparaît généralement après la fondation du foyer — alors qu'il n'en laissait rien paraître avant de vivre en couple. Cette avarice est la conséquence probable d'un fonctionnement familial hérité des parents. Le partenaire d'un conjoint extrêmement avare se retrouve dans une situation de conflit entre ses propres désirs, très certainement fondés, et la peur de manquer vécue par son conjoint. Même lorsqu'il s'agit d'honorer des dépenses courantes le premier doit donc négocier en permanence et justifier aux yeux de l'autre, au jour le jour, toute sortie d'argent, si minime soit-elle. De plus, on peut considérer que le partenaire radin se trouve dans une position infantile face à son conjoint plus mature dans sa relation à l'argent. Quelle contrainte et quel fardeau pesant sur la vie du couple !

Le conjoint avare, quant à lui, a tendance à déverser son angoisse et ses inhibitions sur son partenaire, avec toutes les répercussions sur leur relation que l'on peut imaginer.

Lorsqu'ils sont poussés à l'extrême, ces comportements peuvent finir par asphyxier complètement le couple.

Il se peut également que les deux partenaires soient pingres. Cependant en général, même si leur vie est extrêmement frugale et limitée, le fait d'avoir des économies leur procure un tel plaisir qu'ils se remettent très rarement en question et que peu d'entre eux seront amenés à reconsidérer leur relation à l'argent.

## L'UN DES PARTENAIRES EST DEPENSIER

L'un des conjoints trop dépensier est aussi un cas de figure très répandu. Nous entendons par « dépensier » une personne effectuant des dépenses déraisonnables, du style acheter sans trop compter — quitte à avoir des sueurs froides à la fin du mois — ou encore des achats compulsifs (nous y reviendrons au chapitre VI au sujet des pathologies relatives à l'argent). Quoi qu'il en soit, le fait de dépenser plus que ce dont on dispose, entraîne forcément une accumulation de découverts et autres crédits et contribue à grever sérieusement le budget du couple.

Certains partenaires sont tous les deux dépensiers, s'exposant en permanence à des impayés et à des montagnes de dettes. Pour certains couples ce mode de fonctionnement peut revêtir un certain charme, considéré comme un sport qui consiste à surfer éternellement sur les découverts et autres *revolvings*. Bien que requérant une grande dépense d'énergie, ce système peut toutefois apporter « un équilibre dans le déséquilibre », c'est-à-dire un moindre mal dans la vie du couple.

N'oublions pas cependant que le nombre de dossiers de surendettement ne cesse de croître et que ce phénomène ne semble pas près de diminuer dans une société dont l'un des slogans porteurs pourrait être : « *Je dépense donc je suis...* »

## DEPENDANCE FINANCIERE ET DEVALORISATION

Dans nombre de couples, les questions d'argent permettent à l'un des partenaires d'exercer un contrôle sur l'autre. Qui n'a jamais entendu un mari se plaindre de ce que son épouse est trop dépensière alors qu'il tient lui-même « les cordons de la bourse » parce qu'il la juge incapable de gérer un budget ? L'inverse existe aussi du côté des épouses qui infantilisent leur mari. Lorsqu'il y a de réelles dépenses excessives, le conjoint dépensier se retrouve comme un enfant en face de celui « qui sait gérer pour deux ». Et l'on rencontre couramment ce paradoxe : celui qui sait gérer, même s'il se plaint d'avoir un conjoint dépensier, finit par se satisfaire de sa supériorité et ne fait rien pour que cela change (proposer par exemple à son partenaire de gérer les comptes conjointement).

Voici un exemple :

Un mari offre à son épouse — qu'il considère trop dépensière — le montant de sa participation au stage sur l'argent, affirmant qu'il fait ainsi « un bon investissement ».

L'analyse de leur mode de fonctionnement révèle que si, effectivement, la femme a tendance à se faire plaisir pour ses effets personnels (vêtements, bijoux, accessoires...), elle considère par ailleurs ne pas être à même de gérer seule son commerce pourtant florissant. Son mari contrôle donc ses comptes professionnels, ses investissements, la gestion de son stock, empêchant ainsi sa femme d'être autonome financièrement. Afin de compenser ce manque d'autonomie professionnelle cette femme se rattrape par des dépenses personnelles excessives.

Après avoir participé au stage, elle a pu limiter ses dépenses personnelles tout en s'octroyant le droit de gérer elle-même son entreprise.

## LES ENJEUX DE POUVOIR AU SEIN DU COUPLE

Il est difficile de trouver un équilibre entre vie affective et vie sociale, entre vie de couple et travail, notamment pour les femmes. Les vieux schémas perdurent et l'on sait que pour la majorité des couples le fait que la femme ait des revenus plus élevés que son mari constitue un réel problème. C'est pourquoi il est encore très courant que la femme relègue au second plan sa propre vie professionnelle au bénéfice de sa vie de couple et de sa famille.

En cas de mutation du mari par exemple, il n'est pas rare que la femme démissionne pour le suivre et ensuite se consacre uniquement à l'éducation des enfants. Ce choix peut s'avérer positif à certaines conditions : qu'elle trouve d'autres sources d'épanouissement qui remplacent avantageusement son travail et, surtout, que son mari ne lui fasse pas ressentir qu'elle dépend désormais financièrement de lui. Ces conditions ne sont malheureusement pas toujours remplies...

Voici l'exemple **d'Anne** :

Journaliste à la carrière des plus prometteuses Anne vient d'obtenir un CDI dans un grand groupe de presse. Elle s'épanouit dans son job. Peu de temps après, elle rencontre son futur mari, ingénieur informaticien très reconnu. Ils se marient un an plus tard. C'est alors que son mari reçoit une offre des plus motivantes impliquant un long séjour aux États-Unis : la question ne se posant même pas — elle l'aime, ils sont heureux — Anne quitte son poste pour suivre son mari et ils décident de faire un enfant.

Mais aux USA, la vie d'Anne est bien loin de ce qu'elle avait imaginé. Elle se retrouve isolée dans une banlieue de la Silicon Valley, sans liens sociaux, sans mode de garde pour son bébé et, surtout, sans aucune possibilité de travailler. Elle traverse une longue période de dépression que son mari a bien du mal à supporter, lui assénant même des propos dévalorisants à propos de « son allure », de « son manque d'entrain », etc.

Lorsqu'ils rentrent en France, ils s'installent dans une région où il n'y a pas de travail pour elle, ce qu'elle supporte de plus en plus mal.

Elle envisage alors de créer sa propre entreprise de communication. Son mari l'en dissuade évidemment, prédisant qu'elle n'y arrivera pas : « Pas la peine de gaspiller de l'argent en charges sociales et autres frais pour ne rien gagner », etc.

Anne tente de se résigner en se consacrant à la vie associative de sa commune et à l'éducation de leurs deux enfants.

Au fil du temps, les tensions s'intensifiant au sein du couple, son mari ne rate pas une occasion de la dévaloriser et de lui renvoyer sa dépendance financière. Ses critiques de plus en plus cinglantes ne tardent pas à replonger Anne dans la dépression : « c'était comme s'il puisait sa propre force dans mon mal-être et dans mon incapacité à réagir, raconte-t-elle, dès que j'allais mieux, il me remettait la tête sous l'eau et je replongeais dans un profond malaise. »

De plus en plus, il contrôle ses comptes, lui reprochant ses dépenses personnelles. Elle doit cacher les vêtements et produits de maquillage qu'elle s'achète pour se sentir mieux.

C'est alors qu'Anne hérite d'un petit capital et qu'elle décide sur-le-champ de créer la société dont elle rêvait, et cela malgré les critiques dissuasives de son mari. Elle parvient à décrocher quelques gros clients et sa société de communication démarre bien.

Ne supportant pas cette réussite son mari commence à avoir des liaisons... Au bout de deux ans il quitte Anne pour une jeune femme qui a une petite situation et dont il est sûr qu'elle restera sous sa dépendance.

Anne prend conscience que son mari n'a fait que reproduire le schéma du couple de ses parents, sa mère étant très peu diplômée et d'un petit milieu et son père un ingénieur reconnu issu d'une famille aisée.

Pour se rassurer lui-même le mari d'Anne avait besoin de reproduire le modèle de couple de ses parents — femme dépendante et dévalorisée, homme brillant et reconnu — dont il connaissait bien le fonctionnement, ses parents ayant vécu tant bien que mal selon ce rapport de forces.

Anne étant, elle aussi, issue d'un couple parental dominant dominé, il est fort probable que sa relation de couple aurait perduré comme celle de ses propres parents si elle n'avait eu l'opportunité de recouvrer son autonomie professionnelle et financière. C'est en fait « grâce » à sa dépression qu'elle a pu entreprendre une thérapie et sortir de ce schéma de répétition. Il est à noter que son mari a tout fait pour minorer ses pensions alimentaires et prestations compensatoires, alors qu'elle avait renoncé pendant huit ans à travailler pour le suivre et lui permettre de réussir une brillante carrière. Anne cependant ne s'est pas laissée faire et elle a obtenu, avec l'aide d'un avocat très efficace, de quoi élever confortablement ses enfants.

Cet exemple démontre l'importance considérable des enjeux professionnels et financiers dans la dynamique d'un couple, et que toute décision amenant l'un des partenaires à renoncer à sa profession et à son autonomie financière doit être mûrement réfléchie et même, de préférence, négociée.

Cette présentation des problématiques de couple relatives à l'argent est loin d'être exhaustive et je vous propose de réfléchir aux difficultés que vous rencontrez au sein de votre propre couple.

## COUPLE, ARGENT ET FIDELITES FAMILIALES INCONSCIENTES

À la lumière de ce qui précède il semble évident que notre comportement dans la relation de couple tend à reproduire le schéma familial qui a coloré notre enfance.

Lorsque ce schéma s'est avéré trop problématique, il n'est pas rare que le ou les partenaires s'évertuent à fonder un couple radicalement différent de celui de leurs parents, ce qui est loin d'être facile, bien que certains y parviennent cependant.

En étudiant le génosociogramme d'une famille sur plusieurs générations, on constate souvent que les uns reproduiront certains des schémas familiaux et de couple, tandis que les autres s'identifieront à d'autres membres de la famille aux schémas différents.

Comme on l'a compris, tel ou tel membre peut être relié à tel ou tel ascendant par des affinités électives et souvent inconscientes, que l'on peut déceler à partir des dates de naissance, de conception, de décès ou encore par des similitudes de prénom et de rang dans la fratrie.

Il faut savoir que ces reproductions transgénérationnelles prévalent également dans les couples[9]. Il y aura par exemple des lignées de femmes soumises à des hommes volages et dominateurs, ou encore des lignées de femmes autoritaires mariées à des hommes effacés, etc. Cette répétition des schémas de couple se

---

[9] Voir : Salomon Sellam, *Le sens caché des désordres amoureux : Oedipe et Électre démasqués par les dates*, Éd. Bérangel, janvier 2005.

retrouve, on s'en doute, dans la relation du couple à l'argent et à la réussite.

En voici un exemple :

**Karine**, premier prix de piano du conservatoire, est depuis son enfance une véritable virtuose. À la fin de ses études, elle épouse un pianiste concertiste de renommée internationale qui se produit en concert dans les plus grandes salles du monde entier : « une vedette ». Karine admire son mari et choisit de l'aider en le suivant aux quatre coins du monde, au détriment de sa propre carrière.

Quelques mois après leur mariage son mari est atteint d'arthrose aux mains ce qui lui faire perdre peu à peu de sa virtuosité. Il ne renonce pas cependant et tente traitements après traitements, ce qui le soulage, mais ne le guérit pas.

Au lieu de progresser dans sa propre carrière, pourtant des plus prometteuses, Karine en est réduite à donner des leçons de piano pour faire vivre le foyer. En effet, si son mari a gagné beaucoup d'argent, il a aussi malheureusement tout flambé au fur et à mesure… De plus, ne voulant pas envisager de reconversion du fait de sa notoriété, son amour-propre l'amène à décliner les offres professionnelles qui lui sont faites. Il ne veut qu'une seule chose : pouvoir un jour rejouer en concert et retrouver sa position de virtuose international. Il laisse à sa jeune épouse la responsabilité de les faire vivre.

Néanmoins, les talents de Karine finissent par être reconnus. Elle découvre alors que son mari est dans l'incapacité de l'encourager, à peine prononce-t-il quelques paroles, comme s'il lui était difficile de voir sa femme réussir alors qu'il est lui-même dans une impasse. La précarité financière dans laquelle ils se trouvent amène Karine à renoncer à avoir pour l'instant des enfants, alors qu'ils en désiraient lorsqu'ils se sont mariés.

Karine vient me consulter après cinq ans de cette vie décevante, elle est dépressive, fatiguée, sans tonus. Elle n'en peut plus lorsqu'elle décide de se prendre en main en entreprenant une psychothérapie. Notons qu'elle consulte uniquement « parce qu'elle ne va pas bien » et pas spécialement par rapport à sa situation professionnelle et financière, comme si elle était résignée à la vie qu'elle mène.

L'étude de son génosociogramme révèle que la vie de Karine ressemble curieusement à celle de sa tante paternelle, qui a, elle aussi, assuré la subsistance d'un mari marginal dont elle a renoncé à avoir des enfants du fait de son immaturité et de sa dépendance vis-à-vis d'elle.

À la génération précédente nous retrouvons le même schéma, en la personne d'une grand-tante ayant dû assurer la subsistance d'un mari invalide de guerre et, bien entendu, ils n'ont pas eu d'enfants...

Les parents de Karine l'ont d'ailleurs toujours identifiée aux femmes de la famille paternelle, soulignant leurs ressemblances, alors que sa sœur a pu, tout naturellement, fonder un couple et une famille prospères, son mari et elle ayant des métiers qui leur plaisent.

On repère donc ainsi, sur trois générations, des femmes qui se doivent d'assurer la subsistance d'un homme invalide, immature ou malade qu'elles ont à materner en renonçant par là même à leur propre maternité.

Nous avons aussi la surprise de retrouver, encore plus tôt — avant la guerre de 14 — une arrière-grand-mère qui a dû abandonner un garçon conçu hors mariage. Secret bien gardé qui a cependant été révélé à Karine par sa tante, qui le tenait elle-même d'une autre grand-tante.

De tout ceci on peut conclure que les femmes de cette lignée ne peuvent s'autoriser à abandonner (ou à rendre autonomes) des maris devenus dépendants, tentant ainsi bien inconsciemment de réparer l'abandon du petit garçon par leur aïeule.

Fortifiée par ces prises de conscience, Karine a pu exiger de son mari qu'il accepte un poste de directeur artistique capable de les faire vivre décemment. Elle a ainsi pu mettre un terme au sacrifice de sa vie d'artiste et de femme.

L'exemple de Karine démontre combien le mécanisme de la répétition est insidieux : lorsqu'elle est venue consulter Karine n'avait même pas conscience de l'injustice de sa situation, elle estimait tout naturellement qu'il était de son devoir de se sacrifier pour son mari. Nous sommes une fois de plus en face de « fidélités familiales inconscientes » dont les répercussions, bien qu'extrêmement lourdes de conséquences, procurent néanmoins le sentiment sécurisant — tout aussi inconscient — d'appartenir au clan.

Ainsi, dans une problématique de couple qui depuis son union cumule les obstacles et les difficultés — notamment professionnelles et financières — ou encore lorsqu'un des partenaires se trouve en charge de la subsistance de l'autre alors que ce n'était pas le projet initial, il convient de considérer l'hypothèse de schémas transgénérationnels qui entravent la réussite sociale du couple et, bien souvent aussi, empêchent son épanouissement.

Un autre cas tout aussi éloquent :

**Xavier** a rencontré sa future femme Sandrine dans le cadre de son engagement dans un parti politique. Il est alors fonctionnaire tandis que Sandrine tient un petit restaurant. Elle a deux enfants et elle est en instance de divorce depuis un an.

Xavier prend rapidement conscience de la situation financière catastrophique de sa fiancée qui a depuis longtemps adopté la politique de l'autruche, ne payant plus ses charges sociales, ni ses impôts et accumulant des factures impayées. Son affaire est au bord de la faillite.

Très rapidement, ils s'installent ensemble et attendent un enfant quelques mois après.

Tandis qu'il réalise peu à peu l'ampleur du passif de l'entreprise de sa future femme, Xavier se charge de la renflouer au moyen de la vente d'un terrain. Il met aussi de l'ordre dans tous ses papiers et apure ses dettes : « une vraie tornade blanche » dit-il de lui-même par auto-dérision.

Le restaurant ayant quand même dû fermer, Sandrine trouve un travail comme salariée.

Après la naissance de leur fils et pour leur permettre d'acheter une maison, le père de Xavier leur fait une donation. Je dis bien <u>leur</u> fait une donation et non <u>lui</u> fait une donation. Bien que son fils et Sandrine ne soient pas mariés, le père tient à diviser la somme en deux afin que chacun soit à part égale propriétaire de la maison ce qui, on l'admettra, est pour le moins insolite.

Dix ans d'une vie de couple plutôt conflictuelle s'ensuivent, au terme desquelles Xavier décide de quitter Sandrine : il aspire à une vie plus harmonieuse. Et là, grosse surprise : ses parents lui interdisent de vendre la maison et d'en partager l'argent : s'il quitte sa compagne Xavier « n'a qu'à louer un appartement » alors que chacun aurait largement de quoi se reloger avec l'argent de la vente de la maison.

Bien que de pure forme — puisque les parents de Xavier ne peuvent légalement l'empêcher de vendre — cette injonction n'en est pas moins puissante. C'est pourquoi Xavier s'installe dans un petit studio, où bien sûr il se sent mal. Lorsqu'il vient consulter, il pense n'avoir que cette alternative : rester mal logé en payant cher, ou reprendre la vie commune. La simple idée de vendre l'angoisse et il se sent terriblement coupable.

Xavier admet volontiers que tout ce qu'il a fait pour Sandrine visait avant tout à la « réparer » et qu'il ne s'autorise absolument pas à lui demander de se prendre elle-même en charge.

L'étude du projet sens de Xavier va nous éclairer sur son comportement.

Enfant non désiré, né deux ans après la perte d'un garçon mort-né, Xavier n'a jamais eu de véritable place au sein de sa famille. Ses parents avaient déjà deux filles et avaient définitivement décidé de ne plus avoir d'enfants après la mort de leur fils Pierre. Enfant de substitution, « gisant de chez gisant » comme le dirait S. Sellam et n'ayant pas de véritable foyer, Xavier fut confié à ses grands parents paternels sous prétexte que ses parents tenaient un restaurant. Il passa ensuite de nombreuses années en pension.

On comprend maintenant mieux pourquoi sa relation de couple est avant tout fondée sur la réparation de la vie de Sandrine — dont très « curieusement » la date de naissance est proche de celle de Pierre — qui elle non plus ne s'autorise pas vraiment à vivre. Par conséquent en réparant Sandrine, en la renflouant et, de surcroît, en lui laissant sa part de la maison, il s'acquitte inconsciemment de sa dette-fidélité familiale inconsciente vis-à-vis de Pierre et de ses parents.

Il convient aussi de souligner tout particulièrement le rôle du père qui contribue à renforcer la croyance selon laquelle Xavier ne peut avoir qu'une place précaire, en donnant à sa belle-fille la moitié de la somme revenant à son fils. Ajoutons que sa compagne tenait un restaurant lorsqu'il l'a rencontrée, alors que ses parents l'ont délaissé pour un restaurant.

Après une psychothérapie que je qualifierai de consolidation et même de reconstruction de ses fondations existentielles, Xavier est enfin parvenu à partager équitablement la vente de la maison et à construire un nouveau foyer dans lequel il peut maintenant vraiment vivre — et non plus survivre en s'évertuant à réparer l'autre. Il s'est en effet marié avec une jeune femme très différente de sa première compagne, en ce sens que leur relation a pu se construire sur la réciprocité et le partage.

Ainsi donc, même si la problématique de Xavier avait principalement trait à une carence affective et à une difficulté à trouver sa place, sa relation avec Sandrine a été essentiellement basée sur un rôle de « réparation de l'autre », avant tout financière, comme s'il avait dû payer encore et encore pour mériter d'être aimé et d'avoir une place, fut-elle précaire.

Nous pourrions encore citer de nombreux exemples pour illustrer l'incidence des fidélités familiales inconscientes sur la dynamique des couples et les obstacles relationnels et financiers qui en découlent. Cependant je vous proposerai plutôt, si vous êtes confronté à ce type de problématique, de faire le point sur la trajectoire de votre couple et sur vos antécédents familiaux.

## ARGENT ET DIVORCE

Selon de récentes estimations, 43 % des couples mariés divorcent, sans compter les couples en union libre, avec ou sans enfants, qui se séparent. Cette énorme proportion de séparations amène, bien entendu, à en considérer l'aspect financier, car si l'on dit que « quand on aime on ne compte pas » par contre, quand on se sépare, on compte et on recompte et les contentieux peuvent durer parfois très longtemps.

J'ai maintes fois pu constater dans ma pratique de psychothérapeute qu'à situation égale, la répartition des biens, les prestations compensatoires et les pensions alimentaires des enfants étaient des plus disparates selon la pugnacité, la culpabilité, le sentiment de valeur ou de dévalorisation de chacun des partenaires. Ainsi ai-je vu des épouses parvenir à prélever jusqu'aux deux tiers des revenus de leur ex-conjoint, tandis que d'autres n'osaient même pas exiger le paiement de la petite pension alimentaire qu'elles avaient eu grand-peine à demander lors du divorce et qui se voyaient réduire à toucher le RMI tandis que leur ex roulait en Jaguar.

Dans les comptes relatifs au divorce, les sommes demandées et allouées — même si elles sont basées sur des revenus objectifs — revêtent une grande part de subjectivité, selon que l'on ait ou non conscience de sa propre valeur et de sa participation à l'évolution sociale et financière du foyer.

Ce cas de figure peut tout aussi bien concerner les hommes que les femmes, même s'il est plus fréquent que les femmes aient la garde des enfants et qu'elles aient cessé de travailler quelque temps ou durablement pour les élever, ou qu'elles aient travaillé à temps partiel. On sait que dans 70 % des cas les hommes gagnent plus que les femmes.

Signalons qu'un divorce signifie en moyenne une baisse de pouvoir d'achat de l'ordre de 30 % pour chacun des conjoints. Il convient donc d'envisager les solutions les plus équitables pour chaque partenaire. La personne quittée, en effet, aura généralement tendance à vouloir faire payer au prix fort l'abandon de son conjoint. La plupart du temps ses exigences ne reposeront pas sur la réalité, mais plutôt sur une croyance subjective que l'autre doit s'acquitter d'une dette sans fin pour réparer la blessure affective et narcissique qu'il a causée.

Dans d'autres cas de figure, c'est le partenaire qui prend l'initiative du divorce qui se sentira redevable et paiera plus que ce qu'il le devrait afin de se libérer de son sentiment de culpabilité. Parfois aussi — et c'est plus problématique — la personne quittée baissera les bras, dans une attitude dépressive, se résignant à tout perdre. Ou encore, celui ou celle qui dispose de plus de moyens s'arrangera pour payer le moins possible, ou même pas du tout, par des voies plus ou moins légales.

Dans ces cas d'injustice flagrante, le contentieux peut s'éterniser et maintenir un lien de ressentiment et de haine entre les deux ex-conjoints, ce qui, bien entendu, peut entraver le travail de deuil du « couple », ainsi que la possibilité de refaire sa vie. Il est donc préférable, lorsque les biens et ressources sont disparates entre les deux époux, que chacun ait son propre avocat pour défendre ses intérêts, un seul avocat ne pouvant garantir son impartialité à chacune des parties.

Il est également possible de recourir aux services d'un médiateur qui prendra en compte les intérêts de chacun, en général pour le bien des enfants. Le but étant, autant que possible, de régler la séparation selon le modèle gagnant/gagnant.

Je suis très couramment confrontée aux difficultés rencontrées par des enfants ou de jeunes adultes dont les parents ont divorcé et qui ont le sentiment que l'un des parents a été victime d'une injustice flagrante de la part de son autre parent. Cette situation place l'enfant dans une position des plus inconfortables dans sa relation vis-à-vis de ses deux parents.

Et il est courant qu'il ait tendance à porter, tant sur un plan affectif que matériel, le parent « victime » comme s'il devait réparer les dommages causés par le parent n'assurant pas ses responsabilités. Ce cas de figure n'est bien évidemment pas sans répercussions sur sa propre autonomie et peut aller parfois jusqu'à l'empêcher de vivre pleinement sa vie.

« Après ce que mon père a fait subir à ma mère, je n'ai pas le droit de la laisser seule, elle est trop malheureuse, mon salaire l'aide bien. Après tout, elle s'est sacrifiée pour nous. » **Éric**, 25 ans.

Il est également courant que le partenaire « mis en difficulté par celui qui l'a quitté », ait tendance à faire du sur place et à s'installer dans la détresse et la précarité qui seront comme une éternelle accusation de celui qui l'a « trahi ».

Par conséquent, même s'il est préférable que la relation à l'argent soit cohérente et équitable pendant le mariage, si cela n'a pas été le cas qu'elle le soit au moins après le divorce, afin que la rancœur n'empêche pas d'être quittes et de pouvoir se séparer sans trop de ressentiment. Il n'est pas certain, comme d'aucuns l'affirment, que l'on puisse réussir un divorce, mais au moins peut-on limiter la casse en négociant une séparation suffisamment juste pour que chaque partenaire ne se sente pas lésé et victime de l'autre et puisse par conséquent plus facilement continuer à cheminer dans sa propre vie, sans que des rancœurs et des contentieux ne le tirent en arrière.

Finalement « *Quand on est quittes, on peut se quitter* ».

**Questionnaire-bilan « couple et argent »**

- Abordez-vous facilement le thème de l'argent dans votre couple ?
- Avez-vous établi ensemble un budget ?
- Si vous disposez tous deux de revenus, avez-vous déterminé les postes budgétaires incombant à chacun ?
- Disposez-vous d'un compte joint ?
- Disposez-vous chacun d'un compte individuel ?
- Avez-vous tendance à cacher à votre conjoint certaines dépenses personnelles ou relatives aux enfants ?
- Avez-vous des projets communs requérant un investissement financier : immobilier ? Plan épargne ? Voyages ? Etc.
- L'un de vous deux a-t-il une passion coûteuse grevant sérieusement ses revenus : collections ? Sport ? Etc.
- L'un de vous deux est-il plus dépensier que l'autre ? Accepte-t-il, le cas échéant, les limites imparties par l'autre ?
- L'un de vous deux est-il radin et a-t-il tendance à entraver les dépenses courantes de la famille ?
- Vous disputez-vous pour des motifs financiers ?
- Ces disputes ont-elles tendance à aboutir à des solutions ? Sont-elles au contraire de plus en plus fréquentes ?
- Avez-vous l'impression de rejouer le même scénario que celui de vos parents ? De votre belle-famille ?
- Depuis que vous vivez en couple, avez-vous l'impression de progresser quant à la relation à l'argent ? Celle-ci devient-elle au contraire de plus en plus problématique ?
- Depuis que vous vivez en couple, avez-vous le sentiment de progresser professionnellement et socialement ?
- Avez-vous le sentiment que votre partenaire progresse professionnellement et socialement ?
- Avez-vous le sentiment de vous soutenir mutuellement ?
- Au contraire, avez-vous le sentiment que l'un des partenaires empêche l'autre d'évoluer ?
- Avez-vous le sentiment que l'un des partenaires porte l'autre, notamment sur le plan financier ?

- Avez-vous constaté — ou constatez-vous — des attitudes pathologiques dans la relation à l'argent chez vous-même ? Chez votre partenaire ? Achats compulsifs ? Jeu ? Incapacité à gérer ses comptes ?... Quel est l'impact de ces comportements sur le couple ?
- Reconsidérez-vous le cas échéant les postes budgétaires incombant à chacun en fonction de l'évolution de ses revenus ? Des nouveaux besoins et projets de la famille ?
- Quelques libres réflexions sur la relation de votre couple à l'argent et à la réussite...

## CHAPITRE IV

# L'ENFANCE ET L'EDUCATION A L'ARGENT

Les expériences vécues dans l'enfance constituent les fondations de l'existence d'un individu. Et, bien entendu, sa relation à l'argent sera plus ou moins conditionnée par ses expériences infantiles.

Il convient à cet égard d'envisager différents niveaux de compréhension car en effet, si l'épanouissement psycho-affectif d'un petit d'homme prévaudra toujours, les conditions socio-économiques de sa famille et son éducation en ce qui concerne l'argent sont également prépondérantes.

On l'aura compris, l'amour est un équivalent symbolique de l'argent et si quelqu'un se sent aimé et valorisé, il aura — ancré au plus profond de lui — le sentiment qu'il peut prendre sa place et réussir même si ses conditions socio-économiques ne sont pas des plus privilégiées. La notion de réussite est bien entendu très relative. Elle renvoie cependant au sentiment d'être à sa juste place et d'être capable d'atteindre ses objectifs, d'assouvir ses aspirations.

On l'a vu au chapitre précédent, les prémisses de la vie s'avèrent être déterminantes pour l'épanouissement existentiel d'un être humain. L'étude du projet sens est, à cet égard, très révélatrice de l'impact des fondations de l'existence sur le devenir d'une personne.

## QUELQUES DONNEES PSYCHANALYTIQUES

L'enfant prend conscience de la notion d'argent vers l'âge de quatre ans, lorsqu'il constate que des pièces de monnaie ou des morceaux de papiers permettent d'acquérir ce qu'il désire, bonbons, jouets, etc. Cet âge est encore celui de la pensée magique et toute-puissante ; l'enfant a donc tendance à penser que le porte-monnaie de sa maman est « magique » et qu'il suffit de l'ouvrir pour obtenir tout ce qu'on désire, comme dans certains contes de fées où il suffit d'émettre un désir pour le voir immédiatement réalisé.

Force est de constater que certains adultes ont conservé ce mode de pensée magique et croient plus ou moins consciemment qu'il suffit, comme le disent les enfants « d'aller acheter de l'argent à la banque », ou de « chauffer » la carte de crédit, pour se procurer ce qu'ils veulent. Nous reconnaissons là les endettés chroniques et autres jongleurs de découverts bancaires...

Si nous reprenons le développement psycho-affectif de l'enfant d'après les différents stades décrits par Freud, nous pouvons identifier à chaque étape d'évolution certains ancrages relatifs à la relation à l'argent :

## LE STADE ORAL

Ce stade s'étend de la naissance jusqu'à la fin de la première année. À cette période le bébé est nourri d'amour tout autant que de lait. Celui qui peut assouvir ses besoins de tendresse et de lait intégrera aux prémisses de sa vie un sentiment de plénitude et d'abondance. De cette plénitude naîtra un attachement sécurisant, une « sécurité de base » avec une incidence certaine sur sa relation à l'autre et sur sa capacité à être satisfait.

Notons que cette période est également celle du projet sens.

C'est pourquoi lorsque le vécu du stade oral du petit d'homme est fait d'un sentiment de plénitude et de sécurité, on peut supposer que sa relation à la réussite et à l'argent, ainsi que sa capacité à accepter et dépasser le manque et les frustrations seront facilitées.

## LE STADE ANAL

La théorie freudienne relie l'argent au stade anal, lequel marque la première forme d'autonomie.

C'est en effet à partir de l'acquisition de la maîtrise sphinctérienne (aux alentours de dix-huit mois) que le petit d'homme est à même de donner ou de retenir ses fèces et de marquer ainsi son autonomie face à sa mère.

Freud considère que ses fèces représentent pour le bébé des « biens précieux » qu'il peut à son gré offrir ou refuser à sa mère.

La théorie psychanalytique relie en outre l'avarice à la rétention anale et à l'angoisse de mort, et démontre que garder, collectionner, ne rien jeter peut renvoyer à un déni de la mort.

## LE CONFLIT ŒDIPIEN

À ce stade d'évolution (c'est-à-dire entre trois et six ans), les limites structurantes imposées par les parents favorisent le passage du principe de plaisir au principe de réalité.

La théorie freudienne nous démontre que c'est à partir de la problématique œdipienne et de sa résolution que le petit d'homme va être amené à intégrer les limites inhérentes à la condition humaine à savoir : la différence des sexes et l'acceptation du fait que l'on soit mortel. Cette intégration permet à l'enfant d'accéder à la loi et donc à la socialisation.

On sait que la « résolution » du complexe d'Œdipe et la structuration qui en découle s'avèrent fondamentales pour tous les aspects de la vie humaine, tant affective que professionnelle. Par conséquent une relation à l'argent positive, structurée et responsable relèvera également de l'acceptation des limites et des règles sociales qui découlent du dépassement de la problématique œdipienne.

## LE PROJET SENS

Comme nous l'avons constaté au chapitre précédent, le projet sens — c'est-à-dire l'ensemble des éléments signifiants de l'histoire d'un individu qui surviennent au cours d'une période d'environ deux ans, commençant un an avant sa naissance et s'étendant jusqu'à la fin de sa première année — contribue à la construction des fondations existentielles de son être.

C'est pourquoi bien des difficultés existentielles sont à relier aux carences vécues autour de cette période. Lorsqu'un être humain n'est pas accueilli et aimé, lorsque ses besoins primaires de tendresse et de lait ne sont pas suffisamment assouvis, lorsqu'il ne s'est pas senti confirmé affectivement par l'amour inconditionnel que seuls les parents, ou éventuellement de bons substituts parentaux, peuvent dispenser à leur enfant, une faille narcissique primaire s'installera, susceptible d'engendrer un profond sentiment de manque (que nous retrouverons dans les comportements addictifs), ainsi qu'un sentiment de dévalorisation plus ou moins diffus, mais qui très certainement conditionnera sa relation à l'argent. Notons que dans le mot dévalorisation, l'on trouve « valeur » et cette notion de valeur se révèle essentielle dans la relation à l'argent, qu'il s'agisse de la valeur intrinsèque d'un individu, ou de la valeur des biens et de la possibilité de les acquérir.

Si l'on ne peut limiter au projet sens d'une personne le développement de sa relation à l'argent, il convient néanmoins de réfléchir à celui-ci et d'établir un lien entre les éléments vécus aux prémisses de la vie et la situation et le vécu actuels. Par conséquent ce chapitre consacré à l'éducation et la relation à l'argent se veut une réflexion sur les fondations et sur le déroulement de la vie.

Dans ma pratique de thérapeute, j'ai maintes fois constaté que la place et l'amour donnés à un être humain se révèlent primordiaux pour son épanouissement ultérieur, tant psychoaffectif que psychosocial.

Certains lecteurs avertis verront là des évidences. Il me semble néanmoins indispensable d'insister sur ce contexte de sécurité affective primaire, tellement il est essentiel à tout être humain.

C'est cette intime conviction qui m'a amenée à choisir, voici plus de vingt ans, de pratiquer l'haptonomie périnatale et l'hapto psychothérapie et cette pratique ne cesse de m'émerveiller. Cette approche basée sur l'affectivité humaine et la confirmation affective de l'être humain peut instaurer, ou restaurer et conforter, de solides fondations affectives chez le petit d'homme et cela tout aussi bien au cours de la vie intra-utérine qu'a posteriori — pour ce qui est de l'haptopsychothérapie.

On peut construire la plus belle maison du monde, mais si les fondations de cette maison ne sont pas solides cette maison se fissurera et risquera même de s'effondrer. Ainsi en va-t-il de l'être humain dont la possibilité de bien vivre sa vie affective et sociale dépend éminemment de la solidité des fondations psychoaffectives édifiées dans sa toute petite enfance.

## CARENCE AFFECTIVE, FAILLE NARCISSIQUE ET SENTIMENT DE DEVALORISATION

Ainsi donc, un sentiment de dévalorisation aura une incidence sur la possibilité de réussir socialement et professionnellement. Cette incidence peut se manifester de différentes manières, soit par une surcompensation assortie d'une course effrénée à la réussite sociale, dans laquelle le « paraître » l'emportera sur l'être, soit par un comportement d'échec récurrent motivé par la croyance sous-jacente que l'on est « nul » et que l'on « n'y a pas droit ».

L'impact du sentiment de dévalorisation peut se retrouver à tous les stades de la « consommation ». Il n'est pas rare en effet que des personnes qui consomment uniquement des objets de luxe, ou de marques, cherchent à compenser par ce biais une profonde faille narcissique qui remonte à l'époque et au contexte de leur petite enfance et de leur milieu d'origine : il leur faut impérativement se couvrir de luxe et s'entourer d'objets de valeur pour se sentir exister. On peut constater, a contrario, des comportements d'anorexie financière chez des individus qui ressentent un fort sentiment de dévalorisation.

Il convient de souligner que le processus d'étayage narcissique et de prise de conscience de sa propre identité et de sa propre valeur va s'élaborer progressivement tout au long de l'enfance et jusqu'à l'adolescence. Telles différentes couches superposées, les couches les plus anciennes ayant une profonde incidence sur les couches les plus récentes.

L'identité sexuelle et le conflit œdipien sont également pour l'enfant des facteurs de prise de conscience de sa valeur en tant que fille ou en tant que garçon, femme ou homme en devenir.

Comme on le sait le conflit œdipien non dépassé génère un intense sentiment de culpabilité qui ne sera pas sans répercussions sur la relation à l'argent et à la réussite. Une relation positive à l'argent implique donc que l'on ait acquis la maturité psychoaffective suffisante pour instaurer un sentiment de confiance en soi et, dans le fond, pour être conscient de sa propre valeur.

## COMPORTEMENTS FAMILIAUX ET EDUCATION

Il paraît évident que le contexte social et la relation à l'argent de la famille jouent un rôle prépondérant, déterminant même, sur la relation à l'argent d'un individu. Cette influence peut se manifester dans un schéma de reproduction ou dans un schéma d'opposition et de refus de l'expérience vécue au cours de l'enfance.

Voici l'exemple de **Michel** :

Ses parents sont de petits employés issus du milieu paysan. Ils ont économisé sou par sou pour s'acheter le pavillon de banlieue qui illustre à leurs yeux leur réussite sociale : « Nous économisions sur tout sans pourtant être vraiment privés ; chez nous il n'était jamais question de superflu, pas de bonbons chez la boulangère comme les copains. Un seul vêtement par saison acheté en solde, etc.

Durant l'enfance, ces privations nous semblaient normales à ma sœur et à moi. Mais à l'adolescence, je me suis vraiment senti mal d'être fringué comme un paumé et de ne pas être « comme les autres ». Depuis que je gagne ma vie, je profite. Je sais que je profite trop car je suis endetté, mais c'est plus fort que moi, je ne peux rien me refuser, comme si j'avais été suffisamment privé pendant mon enfance et que maintenant je pouvais enfin compenser. Je sais que mon comportement est excessif, que je me mets sans cesse en difficulté, mais c'est plus fort que moi, une petite voix au fond de moi me dit « après tout j'ai réussi, j'y ai droit, comme les autres… »

L'inverse se présente aussi :

Les parents de **Catherine** disposent de revenus confortables, mais ils sont constamment surendettés. Catherine a même assisté à la visite d'huissiers, ce qui l'a profondément traumatisée : « Je suis très économe, je regarde sur tout, la moindre dépense m'angoisse, il me faut toujours plus d'économies, au cas où il m'arriverait un pépin. J'économise toujours plus mais ce n'est jamais assez rassurant… »

Ces deux exemples ont en commun d'être des réactions opposées au comportement des parents vis-à-vis de l'argent. On constate cependant plus généralement des reproductions du schéma familial ; ainsi les familles fourmi engendreront des petites fourmis et les familles cigales des petits cigalons.

Lorsque la relation des parents à l'argent s'avère déraisonnable, ou pathologique, il importe peu que l'on fasse « pareil » ou « le contraire ». Le fait est qu'on n'a toujours pas résolu le conflit relatif à l'extrême prodigalité ou à la parcimonie de nos géniteurs et qu'on n'a pas pris suffisamment de recul et d'autonomie pour instaurer notre propre relation à l'argent.

## L'EDUCATION

Toute éducation est censée aboutir à l'autonomie de l'individu et par conséquent également à son autonomie financière. Cette autonomie financière constitue d'ailleurs l'un des révélateurs d'une éducation structurante et positive réussie.

## VOICI QUELQUES ELEMENTS A PRENDRE EN CONSIDERATION :

- L'argent et les cadeaux ont-ils remplacé la présence des parents ? Et même l'expression de leur amour ?
- Les parents ont-ils pu poser des limites aux demandes de leur enfant ?
- L'enfant a-t-il pu acquérir progressivement une certaine autonomie, en gérant son propre argent ou en faisant de petits boulots pour le gagner lui-même par exemple ?
- Lui a-t-on graduellement confié des responsabilités favorisant son autonomie sociale et financière ?

Rappelons que pour le jeune enfant l'argent représente un élément magique qui permet d'obtenir tout ce que l'on désire — ou que l'on croit désirer.

Si on le conforte dans cette pensée magique relevant de la toute-puissance, l'enfant devenu adulte conservera cette attitude toute-puissante et aura tendance à confondre ses désirs avec la réalité.

Ainsi, les parents qui savent dire non aux demandes sans limites de leur jeune enfant lui signifient-ils implicitement la loi et lui permettent-ils de trouver en lui-même et dans la relation à l'autre les ressources qui lui permettront de supporter le manque.

Si au contraire les parents répondent, ou même anticipent toute demande de l'enfant, celui-ci ne pourra pas supporter le manque ni développer une personnalité structurée.

Voici l'exemple d'**Émilie**, 19 ans :

Émilie est en échec scolaire et présente des comportements boulimiques de nourriture et d'achats compulsifs : « Mes parents sont riches, j'ai toujours eu tout ce que je voulais. À quinze ans mon père me laissait sa carte bleue et je pouvais faire du shopping sans compter, mais ce n'était jamais assez.

J'ai explosé mon forfait de portable jusqu'à des 1000 euros. Il faut dire que je suis souvent seule et qu'heureusement il y a le portable... Mais mes parents n'en avaient rien à faire et ils ont payé sans rechigner. En fait, je crois que je les provoquais en abusant de leur argent, en faisant cela je leur demandais de s'occuper de moi, j'espérais même qu'ils allaient me disputer, mais ils ne l'ont pas fait.

Je sais que j'ai comblé leur absence en mangeant et en m'achetant des affaires. Et maintenant, je n'ai plus envie de rien faire, je n'ai plus aucun désir, aucun projet, alors je me plante devant la télé et je mange. J'ai arrêté le lycée, à quoi bon me fatiguer à faire des études, de toute façon j'aurai toujours ce que je veux... Et puis, je me sens nulle, je n'ai aucun projet et j'ai des angoisses. »

Le cas d'Émilie, même s'il peut sembler caricatural, n'en est pas moins très fréquent. Je reçois souvent ce que j'appelle des « pauvres petits enfants riches », des enfants que leurs parents ont, dès leur plus jeune âge, démesurément gâtés en leur achetant une profusion d'objets — plus ou moins adaptés à leur enfant et à son désir, d'ailleurs — pensant qu'ils compenseraient ainsi leur peu de disponibilité pour lui et qu'ils parviendraient à combler sa carence affective... Ce manque d'une vraie relation basée sur une présence affective pleine et structurante empêche ces enfants de se sentir exister pleinement, ils sont « a-vides », aussi bien de possessions matérielles — achats compulsifs se résumant au simple plaisir d'acheter — que de nourriture, de tabac et d'autres produits toxiques.

Comme le dit très justement l'une de mes amies, médecin généraliste dans un quartier très aisé : « *Ne leur donnez pas tant d'argent, ils vont se droguer* », ce qui est effectivement le cas dans les quartiers les plus favorisés. De récentes études tendent à démontrer que les jeunes issus des riches quartiers consomment plus fréquemment certaines drogues chères comme la cocaïne... etc.[10]

Les jeunes ainsi traités sont très souvent incapables de se construire professionnellement et socialement, et ils se retrouvent dépendants de leurs parents toute leur vie durant.

Cette dépendance a bien entendu des répercussions sur leur vie affective, leur vie de couple et leur vie de famille. Dans certains cas — s'ils se marient et ont des enfants — les partenaires privilégiés restent ces parents dont ils n'ont pas pu se détacher et le conjoint fait alors figure de « pièce rapportée » ou, pire, parfois de simple géniteur qui fait long feu au sein de leur famille. Après un ou plusieurs divorces, ces individus se retrouvent seuls et désemparés. Il ne leur reste plus qu'à assumer la charge d'être les bâtons de vieillesse de leurs parents, prolongeant ainsi tout au long de leur vie leur dépendance vis-à-vis de ces parents qui n'ont pas su les « élever » dans tous les sens du terme.

## DEPENDANCE AFFECTIVE ET FINANCIERE

Si certains restent dépendants du fait d'une carence affective qui les a empêchés de se construire, d'autres, en revanche, le restent car ils sont tellement aimés qu'ils ne peuvent pas couper le cordon ombilical et accéder à l'autonomie affective et sociale.

La notion « d'attachement-détachement » est essentielle à la compréhension de ce que représente l'accès à l'autonomie. Les travaux de John Bowlby et de Boris Cyrulnik, pour ne citer qu'eux, démontrent que plus un attachement est « sécure », plus le détachement — le processus de séparation-individuation — sera facilité et rendu possible.

On constate d'ailleurs que le détachement de l'enfant est vraiment possible lorsque la mère, les parents, acceptent que leur enfant se détache d'eux pour vivre sa vie. Or, dans bien des cas ce processus d'acceptation de l'autonomie de son enfant s'avère difficile pour le parent qui dépend affectivement de son rejeton.

---

[10] Voir à ce sujet l'enquête de l'OFDT (Observatoire Français des Drogues et des Toxicomanies)

Cela rend d'ailleurs parfois la séparation conflictuelle, voire impossible.

Il convient de souligner que de nos jours où règne la famille éclatée, où les individus doivent se débrouiller seuls pour tisser des liens affectifs durables, la seule « valeur sûre » reste l'enfant dont on est certain — du moins le croit-on — de garder l'amour toute sa vie durant. Il est par conséquent très courant que l'enfant devienne le refuge affectif d'adultes malmenés par la vie et plutôt paumés. Il n'est pas rare que ces enfants deviennent ce que d'aucuns qualifient « d'enfants à l'ego géant » ou « surdimensionné », ce qui renvoie là aussi à la toute-puissance et au manque de limites structurantes.

Ce phénomène est plus fréquent en cas de divorce, ou de famille monoparentale, mais il existe pourtant parfois au sein de couples stables lorsque ces couples n'ont pu établir de réelle relation affective adulte.

La crise de l'emploi chez les jeunes adultes ainsi que le coût des logements ajoute encore à cette dépendance affective et financière.

On a parlé de « génération Seccotine », de « syndrome Tanguy », etc.

Néanmoins, quel que soit le contexte socio-économique et même si le jeune adulte est contraint de rester plus longtemps chez ses parents, il reste possible de le faire accéder à son autonomie en le responsabilisant.

Pour cela on peut par exemple envisager une cohabitation équitable entre les deux générations, avec une réelle participation aux charges domestiques et, surtout, une participation financière — non pas symbolique mais concrète — qui permettra au jeune vivant de petits boulots d'avoir le sentiment de ne pas être dépendant et, partant, redevable envers ses parents.

Rappelons que dans les milieux ouvriers, alors même que l'on commençait à travailler assez jeune, on ne quittait sa famille que pour se marier. Cependant, dès que l'on avait un salaire, on versait une pension aux parents, ce qui était en tous points équitable.

La simple évocation d'une telle éventualité est souvent taxée de nos jours de cupidité et elle engendre énormément de culpabilité. D'ailleurs, dans la plupart des cas, la question ne se pose même pas, le jeune — parfois, plus si jeune que ça d'ailleurs — est nourri, logé, blanchi... sans aucune contrepartie. On avouera qu'il faudrait une grande force de caractère pour renoncer à de tels bénéfices, d'autant plus que souvent, il (ou elle) vit avec sa copine ou son copain sous le toit des parents... Sachant que la sexualité est l'un des principaux moteurs pour accéder à l'autonomie, on devine que ce moteur-là est, dans un tel scénario, complètement court-circuité...

Cette situation, bien que parfois conflictuelle, comporte néanmoins des bénéfices secondaires tels qu'elle perdure souvent longtemps. En effet, après quelques années, lorsque le jeune a enfin quitté ses parents, il n'est pas rare de constater qu'il continue régulièrement à leur demander de l'argent pour combler des découverts récurrents, ou pour accéder a des biens qu'il ne peut s'offrir par lui-même. N'ayant pas acquis son autonomie en temps et en heure, il a tendance à confondre « salaire et argent de poche » et ne sait pas gérer son budget. Pour lui, l'argent est avant tout de l'argent-plaisir. Et les parents continuent, encore et encore, à payer et payer pour leur rejeton, en se donnant, à titre de compensation, un droit de regard sur sa vie privée, ce qui n'est pas sans répercussions sur la vie du jeune... Certains spécialistes en arrivent alors à parler d'« inceste financier ».

Voici l'exemple de **Quentin** - 25 ans :

Les parents de Quentin ayant divorcé lorsqu'il avait quatre ans, celui-ci est resté très proche de sa mère, la soutenant de son mieux lors des différents épisodes dépressifs qui suivirent le divorce. Il a également tout mis en œuvre pour que sa mère ne vive pas avec un autre homme, devenant odieux dès que celle-ci entamait une relation avec un amoureux. La mère a finalement toujours cédé, préférant choisir son fils au détriment de sa vie de femme. Elle vit d'ailleurs encore seule.

Sur le plan matériel Quentin n'a jamais manqué de rien, son père et sa mère ayant largement les moyens de subvenir à ses besoins. Il a même été gâté et a toujours eu ce qu'il voulait, sans limites.

Sa mère a d'autre part toujours toléré qu'il amène des copines à la maison : « Au moins je sais ce que tu fais. » lui disait-elle...

Après des études de graphisme, Quentin a du mal à trouver un job et fait plutôt des petits boulots. Il vit depuis un an avec une amie, mais sa mère est très impliquée dans la vie du couple : elle lave leur linge, a les clés du studio, prépare des petits plats... Quentin, bien entendu, n'est pas autonome financièrement, mais là encore pas de problème, ses parents lui donnent largement de quoi vivre...

Sa copine n'en peut plus de vivre avec un éternel adolescent qui travaille quand ça lui chante et qui passe le reste de son temps à jouer sur l'ordinateur. Bien entendu, elle ne supporte pas non plus l'intrusion de la mère de Quentin dans leur vie de jeune couple. « C'est comme si nous vivions à trois... » dit-elle. « Mais évidemment avec tout ce qu'elle lui donne, il trouve ça normal... »

Quentin est maintenant sur le point de se faire larguer par sa copine car celle-ci, même si elle l'aime, ne voit aucune perspective d'évolution de leur situation.

Il est évident que depuis le début du XX$^{e}$ siècle, et notamment après la seconde guerre mondiale, nos sociétés ont connu de profonds remaniements des modes de vie des familles et que chaque génération a dû s'adapter tant bien que mal à de nouveaux schémas. Le fait que cette évolution continue à s'accélérer, avec des remaniements et des bouleversements aussi rapides que radicaux, contraint les individus à un effort d'adaptation constant assorti du risque de leur faire perdre leurs repères.

Cependant, le seul repère à ne jamais perdre de vue est celui de l'autonomie de l'individu. N'oublions jamais que l'on donne la vie à un enfant, que cette vie lui appartient pleinement à lui seul, et que favoriser l'autonomie affective et financière de son enfant est sans conteste l'un des rôles éducatifs essentiels qui incombent aux parents.

*A contrario* certains enfants, du fait de la relation pathologique de leurs parents à l'argent, se voient privés, non pas de l'essentiel, mais des petits plus qui leur permettent de s'assimiler à leur groupe de pairs — vêtements à la mode, bonbons chez la boulangère, etc. — Sans donc verser dans la surabondance, il est important que l'enfant ne se sente pas dévalorisé vis-à-vis des autres, ce qui pourrait avoir de graves répercussions sur sa socialisation. N'oublions pas que les enfants sont très normatifs et qu'ils aiment « être comme leurs copains ».

Il s'agit donc de trouver le juste équilibre entre l'être et l'avoir. Par exemple, si un enfant ne veut porter que des vêtements de marque, il peut compléter le budget vêtements en cadeaux de Noël, d'anniversaire, et prendre ainsi conscience de leur coût. Ces vêtements coûteux deviendront ainsi *son choix* et non pas *un dû* et n'en auront que plus de valeur.

## Questionnaire-bilan sur l'enfance et l'éducation à l'argent

- Quelles étaient les conditions socio-économiques de vos parents au cours de votre gestation et de votre première année de vie ?
- Avez-vous le sentiment d'avoir vécu dans un contexte familial sécurisant et suffisamment aimant ?
- Avez-vous le sentiment d'avoir été reconnu à votre juste valeur, d'avoir été soutenu dans vos projets ?
- Vos parents nourrissaient-ils des projets professionnels bien précis à votre égard ? Ces projets vous convenaient-ils ? Ou bien vous ont-ils laissé choisir tout en instaurant un dialogue structurant et positif ? Ou encore paraissaient-ils ne pas s'intéresser à votre avenir ?
- Quand avez-vous entendu parler d'argent pour la première fois ?
- Vos parents parlaient-ils facilement d'argent devant vous ? En quels termes ? Plutôt positifs ou plutôt négatifs ?
- Avez-vous perçu une peur de manquer, justifiée ou non, chez vos parents ?
- Avez-vous ressenti une certaine aisance financière ? Que l'argent n'était pas un problème ?
- Vos parents, votre père ou votre mère, étaient-ils « cigale » (de cigale raisonnable à cigale « folle » : dettes, huissiers, etc.) ?
- *A contrario*, étaient-ils « fourmi » (de fourmi économe à fourmi anorexique, ayant peur de dépenser le moindre sou) ?
- Aviez-vous de l'argent de poche ? À partir de quel âge ? Vos parents faisaient-ils en sorte de vous rendre autonome financièrement ?

- Vos parents vous achetaient-ils sans compter les vêtements ou objets que vous désiriez ? Ou bien vous demandaient-ils d'être raisonnable et de bien choisir ? Ou encore refusaient-ils systématiquement de combler vos désirs ?
- Avez-vous fait des petits jobs pour vous payer ce dont vous rêviez ? Êtes-vous parvenu à effectuer ces achats ?
- Si vous avez fait des études, vos parents ont-ils participé à leur financement ? Ou bien vous ont-ils laissé vous débrouiller seul ?
- Vos parents vous ont-ils appris à faire vos comptes ? À gérer votre argent ? À faire des projets à plus ou moins long terme en vous donnant les moyens de parvenir à les réaliser ?
- Vous pouvez maintenant compléter ce questionnaire avec les idées, les souvenirs, les pensées qui vous viennent spontanément à propos de vos expériences d'enfant au sujet de l'argent et de la réussite.

## CHAPITRE V

# LE TRAVAIL ET LA RELATION A L'ARGENT

*« La vie est trop courte pour travailler triste. »*
*Jacques Séguéla.*

Si pour un grand nombre d'individus le travail représente un facteur de réalisation et de réussite, tant sociale que personnelle, ce n'est malheureusement pas le cas du plus grand nombre.

Et si certains rentiers et riches héritiers choisissent délibérément d'avoir une activité professionnelle afin d'avoir des objectifs structurants et de maintenir des liens sociaux, d'autres parviennent aisément à se passer de travailler. On constate donc que l'argent n'est pas le seul moteur du travail. Ce qui est d'ailleurs confirmé par ces jeunes retraités qui ont du mal à lâcher leur milieu professionnel, ou par ces femmes au foyer qui ont besoin de retravailler pour leur épanouissement et leur équilibre. Cependant il faut bien reconnaître que pour un grand nombre d'actifs, le travail se résume à « perdre sa vie à la gagner ».

Dans nos sociétés occidentales, le travail demeure la valeur sociale de référence. N'oublions pas que d'après la Bible, nous avons été condamnés à gagner notre pain à la sueur de notre front après qu'Ève ait croqué la pomme et que nous ayons perdu le paradis terrestre. Par conséquent, tout dans notre société nous renvoie à la valeur-travail et cela dès les premières années d'école maternelle, puisqu'on en arrive maintenant à évaluer le « travail » d'un enfant de trois ans par un livret d'acquisitions et de performances ! À quand le livret de performances en crèche ?

Tout au long de la scolarité, c'est-à-dire de l'enfance à l'adolescence, le travail scolaire est le point de mire des parents, et donc par voie de conséquence, des enfants. Idem dans le milieu scolaire où il ne fait pas bon être mauvais élève, tant vis-à-vis des camarades que des enseignants. Le travail est le paramètre incontournable de tout individu occidental ; il en conditionne le statut social, la « valeur », le niveau de vie, etc.

Or dans une société où l'on prône l'égalité des chances, on sait bien que ces chances sont déterminées, d'une part par le milieu d'origine et d'autre part par la volonté et la combativité d'un groupe familial ou d'un individu donnés. Si l'ascenseur social n'est pas facilement disponible, il est toutefois possible d'y accéder si on y croit. Nous bénéficions d'un système d'éducation qui, même s'il présente des disparités évidentes, n'en laisse pas moins ses chances à tout individu motivé... Il en va de même pour la formation continue, qui peut représenter une deuxième chance si l'on en est suffisamment informé et que l'on se donne les moyens d'y accéder. Ce chapitre se veut une réflexion sur les facteurs permettant de conjuguer travail, réussite et épanouissement personnel.

Le suivi de patients ayant pris conscience de leur valeur et dénoué les nœuds familiaux et transgénérationnels qui les empêchaient, comme le dit si bien Spinoza, de « trouver ce qui leur convient pour accroître la joie. », ainsi que le suivi des participants au stage sur l'argent, démontrent qu'il est toujours possible, quels que soient notre milieu d'origine, notre formation et notre parcours professionnel, d'ouvrir une voie conciliant travail et argent avec créativité et épanouissement personnel. Nous y reviendrons au fil de ce chapitre.

## FIDELITES TRANSGENERATIONNELLES

Si dans la société rurale les métiers se transmettaient de génération en génération — on était maréchal-ferrant, ou tailleur de pierre, ou paysan, de père en fils — la société industrielle, notamment depuis Jules Ferry et la scolarité obligatoire et gratuite, a changé la donne.

À partir de l'exode rural, il a été courant qu'un fils de paysan devienne employé et même, dans le meilleur des cas, instituteur et que les générations suivantes aient accès à des situations privilégiées.

Ce scénario, au demeurant assez courant, constitue notre fameux « ascenseur social ».

Les diplômes jouent un rôle déterminant dans cette progression sociale, mais il est également courant de constater l'évolution de lignées entières, qui passent par exemple d'une petite entreprise artisanale à une grosse entreprise en deux ou trois générations.

Ce phénomène de progression transgénérationnelle a constitué à ses débuts une véritable révolution pour la famille rurale traditionnelle, très hiérarchisée, au sein de laquelle le patriarche ne devait en aucun cas être dépassé par ses descendants jusqu'à ce qu'il passe lui-même le flambeau. Il n'était donc pas question pour les enfants d'avoir des idées innovantes sur leur devenir, on ne devait surtout pas changer de classe sociale, on était paysans, un point c'est tout.

Je me souviens du récit d'un ami peintre issu d'un milieu rural encore très traditionnel qui m'expliquait que son arrière grand-père était passé pour fou et avait été rejeté par le clan, du fait qu'il révélait de réels talents artistiques, notamment de peintre et que cette différence avait profondément menacé la cohésion de son clan. On l'avait donc mis à l'écart et spolié de ses droits au sein de la ferme. Cet ami aimait à dire qu'il était le digne héritier de son arrière-grand-père, et qu'il pouvait exprimer ses talents de peintre sans que personne ne le prenne pour un fou. Les temps changent…

Si dans ce cas, le sort réservé à son aïeul n'a pas empêché cet ami de reprendre le flambeau de cet artiste bafoué, on a pu constater dans d'autres cas[11] qu'il n'en est malheureusement pas toujours ainsi.

D'autre part, s'il est courant que les générations progressent socialement, il n'en reste pas moins vrai que le phénomène de reproduction de classe est encore très répandu.

J'ai la chance d'avoir dans ma clientèle toutes sortes de catégories sociales, allant du simple magasinier au directeur de société, en passant par des artistes, des enseignants, etc.

Je suis toujours très attentive à ce qu'ils expriment au sujet de leur travail et si je constate une réelle souffrance, ou même simplement qu'ils ont le sentiment de ne pas être là où ils devraient

---

[11] Voir chapitre I.

être, je considère que l'aboutissement de leur thérapie passera, s'ils le désirent, par une réorientation, une redéfinition de leurs objectifs professionnels. Car il est fréquent qu'un fort sentiment de dévalorisation les ait empêchés de réaliser leurs aspirations profondes.

## LA LEGENDE PERSONNELLE

Cette notion de « légende personnelle », pour reprendre l'expression de Paulo Cœlho, me semble à cet égard tout à fait éloquente. Je vous invite donc à vous replonger dans vos rêves d'enfant ou d'adolescent :

- Aviez-vous un projet de vie, un projet professionnel, artistique, créatif, quelque chose qui vous tenait tout particulièrement à cœur ?

- Avez-vous aisément renoncé à ce (ou ces) rêve(s) en étant passé à autre chose qui vous convient, ou êtes-vous resté sur une impression d'être passé à côté de quelque chose d'essentiel, un sentiment d'« *unfinished business* », qui vous laisse une certaine amertume et des regrets ?

Si tel est le cas, je vous invite à écrire ces rêves non réalisés, sans aucune censure, comme en écriture automatique. Cette démarche peut constituer la première pierre d'une nouvelle construction — ou d'un complément de construction — professionnelle.

Voici l'exemple de **Didier** :

Didier a quarante-deux ans, il est autodidacte et a créé à la force du poignet une florissante affaire de menuiserie industrielle. Bien que son entreprise ait été longtemps prospère, elle a tendance à être en perte de vitesse depuis quelque temps. Didier a le sentiment de traverser une crise existentielle, peut être celle du milieu de vie... C'est dans ce contexte qu'il participe au stage sur l'argent.

Après avoir compris certaines fidélités familiales inconscientes, notamment envers sa lignée paternelle, ainsi que les enjeux financiers existants au sein de sa propre famille, son couple et ses enfants, Didier réalise qu'en réalité il fait fausse route depuis plus de vingt ans, pour réussir à tout prix comme l'a fait son père, au détriment de sa vie de famille et de ses aspirations profondes. Il est en effet issu d'une famille de petits entrepreneurs qui ont réussi dans le bois, les scieries, etc., et son activité autour de la menuiserie le rapproche de son père, de ses oncles et de son grand-père. Il a d'ailleurs créé une entreprise de transformation du bois, après avoir refusé de reprendre l'affaire familiale du fait de l'autoritarisme exacerbé de son père.

Le désir de Didier, grand sportif, était cependant tout autre : il rêvait d'être médecin du sport et de suivre de grands champions. Au cours de notre travail, il réalise qu'il est bien éloigné de sa « légende personnelle » et que la crise de la quarantaine qu'il traverse (que d'aucuns qualifient de « cap de bonne espérance », c'est-à-dire qu'il s'agit de bien négocier ce cap décisif...), le renvoie au fait qu'il ne s'épanouit pas dans ce travail pourtant intéressant, mais qui ne comble pas ses aspirations profondes.

Ne se voyant pas entreprendre des études de médecine à son âge, mais en homme intelligent et dynamique qu'il est, Didier a su trouver un compromis plutôt satisfaisant : il a suivi une formation de coach sportif et se consacre désormais à cette activité, dans laquelle il réussit bien grâce, en particulier, au relationnel acquis au cours de son activité de chef d'entreprise sur lequel il a pu s'appuyer afin de se constituer une clientèle.

Il gagne maintenant confortablement sa vie avec des clients motivés qui ont les moyens de bien le payer.

Cette reconversion met en lumière l'esprit d'entreprise très certainement hérité de sa lignée paternelle — que Didier a su mettre en œuvre en le conjuguant à sa passion qu'a toujours été le sport.

Par conséquent, comme le démontre cet exemple, bien que l'on ne puisse pas toujours revenir complètement en arrière et réaliser des aspirations de jeunesse dans les mêmes conditions qu'au début de la vie, on peut cependant trouver des passerelles qui nous en rapprochent et des activités dans lesquelles il sera possible de mieux nous épanouir.

Je tiens à souligner à cet égard que la législation française est très favorable à ces reconversions puisqu'elle accorde à tout salarié le droit à passer un bilan de compétences gratuit tous les cinq ans. Un tel bilan, lorsqu'il est bien mené (il convient de choisir un organisme de formation de qualité), favorisera la possibilité de concilier les aptitudes et les aspirations avec les formations disponibles et la réalité du marché du travail. Ce fut le cas pour Didier qui a pu trouver cette passerelle professionnelle grâce à un bilan de compétences rondement mené.

Je suis toujours étonnée de constater la désinformation des salariés au sujet des dispositifs mis en œuvre pour leur formation et leur reconversion. Nous avons la chance de pouvoir évoluer et changer de cap tout au long de notre parcours professionnel, et il est essentiel d'être informé de ces différentes possibilités de formation. Contrairement à ce qui est généralement admis les formations ne sont pas réservées « qu'aux autres » comme certains défaitistes auraient tendance à le croire.

## QUELQUES OBSTACLES A LA REALISATION DE NOTRE « LEGENDE PERSONNELLE »

Les obstacles ou entraves à la réalisation de nos rêves de jeunesse sont, bien entendu, de natures très diverses et se recoupent avec l'éducation que nous avons reçue et nos fidélités familiales inconscientes. Nous nous contenterons d'énumérer quelques-uns de ces obstacles parmi ceux que l'on rencontre le plus fréquemment.

## CEUX QUI N'ONT AUCUN REVE

Ce manque d'aspirations existentielles peut provenir de différentes causes. Par exemple lorsqu'un enfant n'est pas vraiment désiré et qu'il n'est, par conséquent, pas porteur de sens pour ses parents et sa famille, ou encore lorsqu'il est inconsciemment désigné pour être « le perdant de service » au bénéfice des autres membres de sa famille. Dans ces cas, l'enfant n'aura même pas l'espace pour rêver sa vie et ne pourra que se résigner à survivre.

Voici le cas de **Nicole** :

Nicole est ouvrière d'usine et elle possède un CAP de couture : « Ma sœur aînée était la chouchoute, mes parents lui passaient tout, alors que mon frère et moi, on devait travailler aux champs après l'école, pas le temps pour nos devoirs. De toute façon, nos parents se fichaient bien de notre scolarité. On ne nous demandait pas notre avis, c'était « Marche ou crève ! », alors que ma sœur était une princesse, elle a pu passer son bac et avoir un bon métier.

Nous, on nous a mis où il y avait de la place, moi en couture, lui en chaudronnerie, pas question de décider, même pas on n'y pensait. Je n'ai jamais aimé la couture, alors puisque les usines d'électronique aiment bien les couturières... Il paraît que nous sommes très habiles... Et voilà, quatorze ans que je fais ce boulot nul, à la chaîne, sans perspectives d'évolution. L'ambiance est mauvaise avec les autres filles, forcément avec ce travail...

Qu'est-ce que je voulais faire quand j'étais jeune ? Mais aucune idée, gagner ma vie, c'était déjà ça, sauf que maintenant je craque, je n'en peux plus, il faut que ça change mais j'ai peur de ne pas être à la hauteur pour trouver mieux... »

Lorsque j'évoque la possibilité d'un bilan de compétences, Nicole se montre d'abord très réticente, ayant peur d'être encore une fois jugée et dévalorisée. Ce n'est qu'après sa psychothérapie, au cours de laquelle elle a compris l'attitude de ses parents à son égard et pris conscience de sa propre valeur, qu'elle entreprendra les démarches pour faire ce bilan. Signalons au passage que son petit chef a essayé de lui faire croire que les bilans de compétences étaient réservés aux cadres et ne pouvaient pas concerner de simples ouvrières. Mais fort heureusement elle était informée des dispositifs légaux. Cela a d'ailleurs été l'occasion pour elle de se confronter à l'autorité et d'affirmer son désir, face à ce chef qui prétendait exercer son pouvoir sur elle. Je dis souvent que la vie se charge de nous apporter les travaux pratiques pour résoudre des situations laissées en friche au cours de l'enfance. C'est bien le cas de Nicole puisque, si elle n'a pas osé affronter ses parents et s'affirmer en face d'eux, elle a pu le faire face à ce petit chef qui pensait abuser de sa crédulité. Elle me dira d'ailleurs par la suite : « Ça m'a donné de la force, je me sens moins timide, plus à la hauteur... »

## LA DEVALORISATION

Comme on le sait, le sentiment de dévalorisation découle du fait de ne pas s'être senti investi et confirmé pendant son enfance. Il peut également provenir du sentiment de dévalorisation des parents et de la famille. Difficile de s'identifier à des parents qui n'ont aucune conscience de leur propre valeur et de leur potentiel, notamment dans les milieux défavorisés — mais pas seulement, puisque certaines familles bourgeoises, au lieu d'encourager leurs enfants, ont tendance à les rabaisser...

Si certains jeunes issus de milieux défavorisés réussissent dans leurs études, ou dans les affaires, ou encore dans l'activité dont ils rêvaient, il semble évident — et le contexte social nous le démontre chaque jour — que le milieu d'origine est déterminant pour asseoir la confiance en soi.

Néanmoins, on peut parfois constater dans des milieux favorisés que certains enfants ont du mal à faire aussi bien ou mieux que leurs parents, par exemple à gagner plus que l'un des deux parents.

Ce phénomène procède de différentes causes, que ce soit le poids écrasant d'un parent brillant ne déléguant pas son pouvoir, ou des reliquats de fardeaux transgénérationnels induisant le passage « de la grandeur à la décadence », etc.

Quoiqu'il en soit, si d'aucuns ne se sentent pas dévalorisés par le fait d'avoir « moins bien réussi que leurs parents », pour d'autres, cela génère une réelle souffrance et un intense sentiment de dévalorisation.

Il apparaît que dans le fond, il serait légitime de faire mieux que nos parents et que toute régression peut se révéler problématique.

Toutefois les générations « bobos » tendent à nous démontrer que l'on peut mieux vivre à notre guise lorsqu'on bénéficie de l'héritage financier et culturel des générations précédentes.

Mais revenons au sentiment de dévalorisation, véritable entrave à l'épanouissement existentiel et, très souvent, professionnel et social.

Si vous êtes confronté à ce sentiment de dévalorisation, je vous invite à faire le chemin qui vous donnera confiance en vous, que cela passe par la thérapie ou toute autre voie positive pour vous. À qualités égales, c'est bien entendu la personne qui croit en elle qui réussira à se réaliser.

J'entendais dernièrement un chef de chant dire d'une de ses élèves : « *Elle est capable de devenir une grande cantatrice, mais il lui manque la confiance en elle et donc la motivation* ». Il n'est pas rare de voir une personne un peu moins douée, mais qui y croit vraiment, réussir mieux et avec plus d'atouts qu'une autre plus talentueuse, mais moins consciente de sa valeur et surtout de sa motivation.

Comme le dit si joliment Paulo Cœlho : « *Les rêves donnent du travail !* »

Nous retrouverons, bien entendu, les fidélités familiales inconscientes et les liens transgénérationnels dans les facteurs qui sont à l'origine du sentiment de dévalorisation. Ainsi, selon que l'on soit inconsciemment identifié à un ascendant qui a toujours réussi ce qu'il entreprenait, ou au contraire à quelqu'un qui a toujours dû ramer à contre-courant, le sentiment de valeur ne sera pas le même, comme nous avons pu le constater au premier chapitre. À cet égard, l'étude de l'arbre généalogique s'avère toujours aussi pertinente.

Pour conclure sur ce thème de la dévalorisation, j'aimerais insister sur les conséquences de l'échec scolaire. Je tiens à souligner qu'il n'y a pas de cancres heureux et que l'on ne naît pas mauvais élève mais qu'on le devient, du fait en particulier de facteurs divers, tant d'origine psychoaffective que sociale et culturelle.

Mon expérience de plus de dix ans dans un Centre Médico-Psycho-Pédagogique de Seine-Saint-Denis m'amène à affirmer que quel que soit le contexte, la plupart des enfants sont en mesure de réussir leur scolarité pourvu qu'on leur en donne les moyens. Dans la plupart des cas en effet, un enfant en échec scolaire est un enfant qui souffre tous les jours d'humiliations à répétition, tant de la part des enseignants que de ses camarades, ce qui nourrit en lui un intense et profond sentiment de dévalorisation.

Ainsi, les institutions tels les CMP, ou les CMPP, sont dans la plupart des cas bien placés pour aider un enfant à disposer de ses facultés d'apprentissage et intellectuelles, tout en favorisant son épanouissement psycho-affectif. Tout comme les pédopsychiatres, psychologues, psychomotriciens et orthophonistes en libéral.

Une fois devenus adultes, les anciens cancres portent pour la plupart les stigmates de leurs mauvaises notes, vexations, redoublements, erreurs d'orientation et, parfois des dizaines d'années après, continuent à avoir peur d'échouer, redoutant souvent toute figure représentant l'autorité.

Lorsque des patients portent encore ces souffrances, il convient tout d'abord de les aider à prendre conscience de leur valeur, à comprendre a posteriori les mécanismes de l'engrenage qui les a menés à l'échec et surtout à les persuader qu'en aucun cas ils n'étaient prédestinés à l'échec scolaire.

## LE SENTIMENT DE CULPABILITE

Nous abordons là un facteur fondamental quant aux entraves à la réalisation de nos rêves.

Comme je l'ai développé dans l'introduction, les croyances qui prévalent encore de nos jours quant à l'argent et à la réussite renvoient à un fort sentiment de malaise et de culpabilité, héritage non liquidé de valeurs judéo-chrétiennes dévoyées.

Examinons quelques-unes de ces croyances :

— à cause du péché originel, l'homme a dû renoncer au paradis et gagner son pain à la sueur de son front ;
— heureux les pauvres... ;
— l'argent c'est honteux !;
— l'argent c'est sale !;
— l'argent ne fait pas le bonheur !:
— il ne faut pas se mettre en avant...

Ce à quoi je rétorquerai par cette boutade de Woody Allen : « *L'argent est plus utile que la pauvreté, ne serait-ce que pour des raisons financières !* »

Mais il n'est pas si simple d'effacer d'un coup de gomme des siècles de croyances culpabilisantes quant à l'argent et à la réussite. La culpabilité est en effet tenace, profondément enracinée chez tout être humain, qu'elle soit le reliquat d'une problématique œdipienne non résolue et/ou qu'elle résulte de fidélités familiales inconscientes et de croyances profondément ancrées.

Par conséquent, il s'agit de faire en sorte de la décrypter, de la débusquer dans tout comportement d'échec, dans toute difficulté à avoir suffisamment d'argent. Cette satanée culpabilité n'a pas fini de nous réserver des surprises car elle surgit là où on ne l'attendait pas : dans les ramifications de l'arbre généalogique, dans l'éducation, dans la cohésion de la famille, dans les interactions sociales, etc.

Nombreux sont les participants au stage sur l'argent qui travaillent à leur compte, soit comme chefs d'entreprises, artisans, commerçants, ou en professions libérales. Et l'une de leurs principales motivations est de devenir capables de demander des honoraires — ou de pratiquer des prix — suffisants.

Le cas des professions libérales est d'ailleurs classique, certains professionnels ayant du mal à demander de l'argent et se sentant toujours dans l'obligation de ne pas facturer des honoraires qu'ils estiment justes et qui sont couramment pratiqués par leurs confrères.

Cette inhibition provient en grande partie d'un sentiment de culpabilité à demander leur dû, comme s'ils se sentaient redevables envers leurs clients, comme s'ils devaient se justifier, ou accorder des « plus », ainsi que des délais pour se faire payer. Certains ont même du mal à se faire payer et passent tout simplement certaines de leurs factures aux oubliettes...

Paradoxalement, j'ai même pu constater ce type de difficultés chez des professionnels gérant très bien l'argent des autres : gestionnaires de portefeuilles boursiers, comptables, avocats d'affaires, etc. Ces personnes se comportent exactement comme si elles avaient le droit de faire gagner de l'argent aux autres, mais surtout pas à elles-mêmes...

J'ai eu récemment l'occasion d'accompagner une paysagiste à la clientèle des plus fortunées qui me faisait part de sa difficulté à faire payer « cher » le luxueux agencement des parcs et jardins qu'elle crée pour eux, alors que ceux-ci ne demandent qu'à payer le prix fort pour s'offrir ce luxe. Nous savons bien n'est-ce pas que, dans beaucoup de domaines, si ce n'est pas cher « ça n'a pas de valeur ».

Ce sentiment de malaise lorsqu'il s'agit de se faire payer est donc prioritairement à dépasser. Il s'agit d'oser, de s'autoriser à se faire payer à sa juste valeur. Je reçois de nombreux témoignages de professionnels qui me disent leur soulagement d'avoir pu enfin surmonter leurs inhibitions et parvenir à ce résultat.

Ils sont légion aussi les salariés qui, dès leur embauche n'osent pas réclamer le salaire qui correspond à leurs compétences, ou ensuite demander une augmentation. La plupart du temps ils attendent que ce soit le patron qui leur concède cette reconnaissance de la valeur de leur travail. Mais on sait bien que rares sont les employeurs qui ont une éthique et qui pratiquent le « gagnant/gagnant ». Voilà pourquoi il est fréquent de rencontrer de grandes disparités de salaires au sein d'une même entreprise, selon que certains salariés sont plus audacieux que d'autres... Pour paraphraser un célèbre proverbe nous pourrions dire : « Aux audacieux les mains pleines ! »

Je vous invite maintenant à prendre le temps de réfléchir à la réelle valeur de votre travail. Pour cela vous pouvez, par exemple, comparer votre travail et sa rémunération avec ceux d'autres salariés. S'il s'agit d'honoraires libéraux, renseignez-vous sur les prix et honoraires de vos confrères. Vous pourrez ainsi découvrir si vous êtes assez bien payé et, dans la négative, tenter de déceler ce qui vous empêche de réclamer votre juste dû.

Il est bien certain que l'on ne peut réduire la question du travail à ces quelques considérations, puisqu'elle comporte également des aspects socio-économiques et socio-politiques qui dépassent largement le cadre de ce que nous pouvons aborder dans cet ouvrage. On pourrait en effet discuter longtemps de l'impact des implications individuelles sur l'économie d'un pays — ou d'un continent et même du monde pris dans sa globalité — mais je laisse aux sociologues et aux économistes le soin d'en débattre.

Cette réflexion a pour but d'éclairer différemment les perspectives de réussite et de changement de l'être humain. Car bien que se situant sur un plan individuel, cette réussite et ce changement n'en rejoignent pas moins le contexte social, par la place octroyée au sujet dans l'entreprise et dans l'activité économique d'une nation.

**Questionnaire sur le travail, l'argent et la réussite**

- Quels étaient vos rêves d'enfant ou d'adolescent, quant à votre vie en général ? À votre métier ?
- Vos parents :
  — Fondaient-ils des espoirs sur votre réussite professionnelle ?
  — Pensaient-ils pour vous à un métier en particulier ?
  — Ce métier était-il en lien avec le leur ? Avec celui d'un membre de votre famille ?
  — Voulaient-ils que vous leur succédiez ?
  — Voulaient-ils au contraire que vous fassiez tout autre chose et certainement beaucoup mieux qu'eux ?
  — Ont-ils été déçus par vos résultats scolaires ? Les jugeaient-ils contraires à leurs espoirs ?
  — Ont-ils été déçus par vos choix ?
  — Ont-ils au contraire été agréablement surpris car « ils n'en attendaient pas autant de vous » ?
  — Ont-ils été fiers de vous ?
- Votre profession :
  — Votre profession a-t-elle été véritablement choisie par vous ?
  — L'avez-vous choisie par défaut ?
  — L'avez-vous choisie en fonction du salaire qu'elle vous rapportait ?
  — Êtes-vous a posteriori satisfait de ce choix ?
  — Avez-vous le sentiment de bien gagner votre vie ?
  — Votre métier vous intéresse-t-il toujours autant ?
  — En l'exerçant avez-vous le sentiment d'évoluer sur le plan des connaissances et de l'expérience ?
  — Offre-t-il des possibilités de promotion, d'évolution ?
- Professions libérales et dirigeants :
  — L'exercice de votre profession est-il en adéquation avec vos attentes ?
  — Aimeriez-vous changer certains aspects de votre travail :
  — Contenu ?
  — Clientèle ?

— Conditions d'exercice ?
— Avez-vous le sentiment de vous faire payer à votre juste valeur ?
— Éprouvez-vous un sentiment de malaise quand il s'agit de demander des honoraires ou des paiements à vos clients ?
— Avez-vous des paiements « en souffrance » que vous négligez de réclamer ? Que vous n'osez pas réclamer ?
— Gagnez-vous suffisamment bien votre vie ?
— Comment envisagez-vous l'évolution de votre activité ?

- Réorientation :
  — Avez-vous déjà envisagé de changer de métier ?
  — Depuis combien de temps ?
  — Qu'avez-vous entrepris dans ce but ?
  — Savez-vous ce que vous aimeriez faire et comment y parvenir ?
  — À moins que vous ne sachiez pas encore ce que vous aimeriez faire mais que vous aspiriez quand même à une autre activité professionnelle ?
  — Êtes-vous réellement prêt pour une reconversion ?
  — Aimeriez-vous être mieux payé dans votre nouvelle activité ?
  — Ou vous contenteriez-vous tout simplement d'exercer un métier plus intéressant ?
- Je vous propose maintenant de compléter librement votre réflexion en écrivant tout ce qui vous vient à l'esprit au sujet de votre devenir professionnel et de vos gains futurs : comment vous imaginez-vous dans cinq ans ?... Dans dix ans ?... etc.

## CHAPITRE VI

# PATHOLOGIES DE LA RELATION A L'ARGENT ET A LA REUSSITE

On ne peut aborder la relation à l'argent sans envisager les dépendances pathologiques que sont les achats compulsifs, les ludopathies ou encore les anorexies financières.

Parmi les dépendances ou « addictions » — alcoolisme, toxicomanies, boulimie, dépendances vis-à-vis du sexe, de l'ordinateur, du travail... — les problématiques relatives à l'argent représenteraient 1,5 % pour les joueurs compulsifs et entre 2 et 8 % pour les acheteurs compulsifs[12], soit environ 10 % de l'ensemble des dépendances !

Ces pathologies n'ont donc rien de rare ni d'anecdotique, mais constituent bien un réel phénomène d'une société où le paraître prévaut sur l'être, où les sollicitations, les publicités, les propositions de crédits et de cartes multiples sont permanentes et omniprésentes et dans laquelle le nombre des dossiers de surendettement ne cesse de croître.

Au-delà de ces stratégies de marketing, il convient de réfléchir aux autres causes favorisant l'installation de telles dépendances, car bien heureusement la majorité des consommateurs sait résister au chant des sirènes des offres de crédit, des promotions et du prestige des marques, tout comme à l'ouverture de nombreux casinos avec leurs hypnotiques machines à sous... ou encore à l'habile stratégie de communication de La Française des Jeux.

---

[12] Journal Le Monde du 06-03-06.

Les spécialistes des dépendances s'accordent à penser que ce type de pathologies renvoie à un état dépressif profond ou sous-jacent et à ce que d'aucuns qualifient d'états limites ou *border line*[13].

Sans vouloir faire ici un cours de psychopathologie, signalons que ces troubles prennent racine dans les tout premiers mois, voire les deux premières années de la vie. Ils renvoient à une difficulté à vivre un attachement « sécure » et par conséquent à structurer la personnalité. On est alors en présence de fondations de l'être fissurées et peu stables, de profondes failles narcissiques...

D'ailleurs, les troubles associés aux états limites, c'est-à-dire, la dépression, les troubles de l'humeur, l'anxiété, l'hyperémotivité et l'impulsivité, se retrouvent couramment dans les comportements compulsifs, jeux ou achats incontrôlés.

Les différentes dépendances ont en commun la recherche d'un plaisir éphémère avec son revers : la descente aux enfers une fois passée la trop brève période d'euphorie.

## DEPENDANCES ET PROJET SENS

Comme nous l'avons vu, les états limites et certaines pathologies dépressives trouvent leur origine au cours des premiers mois, voire de la première année de la vie, période du stade oral et qui recouvre le projet sens[14]. Nous retrouverons d'ailleurs effectivement toujours des évènements vécus au cours de ces périodes dans les différents cas présentés, ce qui nous permet d'établir un lien entre la théorie psychanalytique, l'approche psychogénéalogique, les états limites et les relations pathologiques à l'argent.

## LES ACHETEURS COMPULSIFS

Précisons tout d'abord que les acheteurs compulsifs sont neuf fois sur dix des femmes et que leurs achats concernent avant tout les vêtements, bijoux et accessoires, ainsi que la déco. Ce qui confirme bel et bien un besoin irrépressible de conforter leur narcissisme sans cesse défaillant comme si, en achetant encore et

---

[13] Jean Bergeret, *La dépression et les états-limites*, Payot – Coll. Science de l'homme, novembre 1992.

[14] Voir le premier chapitre.

encore des objets supposés les mettre en valeur, elle tentaient de colmater un profond sentiment de mal être, voire de non être. Comme si leur identité n'était pas suffisamment structurée pour qu'elles puissent s'affirmer sans coller à un modèle promu par le marketing. Ne parle-t-on pas d'ailleurs de « *fashion victim* » ?

Les hommes, eux, craquent plus facilement sur les *high-tech* ou la voiture, symboles de puissance et de séduction s'il en est. Lorsqu'ils deviennent excessifs, ces achats relèvent d'une difficulté à affirmer leur personnalité sans le support d'attributs valorisants.

Notons au passage que 83 % des acheteurs compulsifs sont endettés. Cela confirme bien qu'ils achètent au-delà du raisonnable car ils ne peuvent résister à leur besoin sans limite de compenser leur manque à être.

## LE VECU DES ACHETEURS COMPULSIFS

De nombreux acheteurs compulsifs rapportent qu'ils sont perpétuellement en quête d'une sensation de plaisir qui se dérobe inéluctablement. Ils doivent alors sans cesse renouveler leur quête… puisqu'elle s'avère inaccessible.

Nous voyons donc que l'acheteur compulsif recherche une émotion positive pour compenser un sentiment négatif de frustration qu'il ne parvient pas à canaliser. L'argent pourrait représenter un sein maternel inépuisable mais incapable d'apporter le sentiment de plénitude tant espéré.

Voici le témoignage de **Jeanne** - 34 ans :

« Quand je suis seule chez moi, je me sens tellement vide c'est plus fort que moi, il faut que j'aille faire des achats pour aider à combler mon vide intérieur.

J'achète surtout des promos, j'ai l'impression qu'elles me sont destinées, comme des cadeaux qu'on me ferait. Ça me donne l'impression d'être reconnue, sauf qu'à la fin je les paie et n'en ai le plus souvent pas besoin. Donc, quand j'achète, le sentiment de vide s'apaise pendant un moment, jusqu'à ce que je me sente coupable, une fois rentrée chez moi, devant tous ces objets inutiles, cet argent gaspillé, alors je me déteste encore plus d'être si stupide et égoïste. Parfois pour tromper ce sentiment, je retourne acheter au supermarché, les caissières me connaissent bien. Je suis ruinée et endettée, mais c'est plus fort que moi... »

Les débuts de la vie de Jeanne n'ont pas été faciles. Sa mère n'étant pas en mesure de prendre soin d'elle tant sur un plan affectif que matériel, Jeanne fut placée en famille d'accueil. Elle a pu être adoptée par une famille aimante à l'âge de trois ans, car sa mère avait fini par se désintéresser d'elle. Jeanne a le sentiment que « ses fondations sont très précaires... »

On comprend mieux pourquoi Jeanne perçoit ces soi-disant cadeaux des promotions comme des signes de reconnaissance, lorsqu'on apprend que sa mère, au tout début de son placement, se manifestait — très sporadiquement — en lui faisant de petits cadeaux. Son père, lui, ne l'a jamais reconnue.

Jeanne assimile donc les promos du supermarché à des signes éphémères de reconnaissance.

Nous ne connaissons pas l'histoire de ses parents, mais nous pouvons supposer qu'ils ont eux-mêmes vécu une certaine précarité affective pour ne pas pouvoir devenir de vrais parents pour Jeanne et lui transmettre l'amour qu'ils auraient eux-mêmes reçu.

Jeanne rejoue cette précarité affective par une précarité matérielle. Son impossibilité à résister aux sollicitations d'achats la plonge dans une situation de grave précarité financière que ses parents adoptifs s'empressent d'ailleurs de réparer. On peut supposer qu'elle répète à l'infini le scénario d'« abandon-réparation » vécu dans sa prime enfance.

Par ailleurs, si l'on remplace le verbe « acheter » par le verbe « manger » on a pratiquement le témoignage d'une boulimique. Dans les deux cas, il s'agit bel et bien du même besoin compulsif de combler un vide. Le mot « avide », si on l'entend « a-vide », pouvant renvoyer à cette attitude compulsive. Le cas de Jeanne illustre bel et bien, par conséquent, le fait que ses achats compulsifs sont liés à la carence affective et à l'abandon qu'elle a vécus dès sa gestation et très certainement en résonance avec la propre carence de sa mère.

On pourrait définir le projet sens de Jeanne comme « carence affective engendrant carence affective et précarité, puis réparation ».

Un autre cas, se présentant pourtant dans un contexte bien différent — c'est-à-dire une famille unie et aisée — nous permet de confirmer la relation entre projet sens psychogénéalogique et achats compulsifs :

**Hélène** a 42 ans, elle est ingénieur en informatique et vient consulter pour un état dépressif profond, qu'elle dit avoir le sentiment d'avoir toujours vécu — sans vouloir l'admettre, puisqu'elle avait « tout pour être heureuse ». Cette dépression s'est aggravée après son divorce voici deux ans. Elle a une fille de douze ans.

Seconde enfant parmi trois filles, elle s'est toujours sentie à part, le « vilain petit canard » n'ayant pour seule mission que de réussir ses études, alors que ses parents se montraient plus souples vis-à-vis de ses deux sœurs.

« Après mon divorce, je suis passée de la boulimie aux achats compulsifs. Pour combler l'abandon de mon mari rien n'est assez beau pour moi.

C'est plus fort que moi, il faut que j'achète et achète encore, comme si **ce** n'était jamais assez bien, comme si **je** n'étais jamais assez bien.

Je dois être habillée à la dernière mode. Je renouvelle sans cesse ma garde-robe, car tout doit être coordonné et actuel — jamais je ne porterais un vêtement acheté il y a six mois avec un autre que je viens tout juste d'acheter, je me sentirais trop mal…

Je gagne bien ma vie, mais mon salaire ne suffit pas. Alors j'ai la carte de crédit du centre commercial et je la surchauffe régulièrement. À la fin du mois, je présente la facture à ma mère, qui la paie… Elle en profite pour me rappeler que je ne pourrai jamais réussir ma vie ni retenir un homme valable, mais elle paie...

J'ai conscience qu'elle me maintient sous sa dépendance… mais je n'arrive pas à m'en dépêtrer. Dès que j'ai une baisse de moral, ou que ma fille va chez son père, je file au centre commercial et j'achète sans compter.

Je vais mal, je ne m'aime pas, peut-être que ma mère a raison, je ne pourrai jamais réussir ma vie de couple. »

Voici ce que nous avons pu dégager de l'histoire d'Hélène :

À l'âge de neuf mois, elle a fait une grave pneumopathie et a été hospitalisée pendant dix jours. Les services de pédiatrie de l'époque n'avaient pas encore conscience de l'impact de la séparation sur un bébé et ses parents n'ont pas pu l'approcher, ne la voyant qu'à travers une vitre pendant toute cette période. Lorsqu'ils l'ont enfin retrouvée, elle semblait hagarde et fuyait le contact. Il lui fallut un certain temps pour se ré-apprivoiser et, selon les dires de sa mère, elle est devenue « *plus pleurnicharde* ».

Il convient de rappeler ici que la période des huit - dix mois correspond à « l'angoisse de l'étranger » appelée « position dépressive » par les psychanalystes d'enfants et notamment par René A. Spitz[15].

C'est une période extrêmement sensible pour le bébé, au cours de laquelle tout évènement comportant une séparation (hospitalisation, voyage des parents, voire maladie ou décès des proches) peut provoquer un effondrement dépressif chez l'enfant. Cette « position dépressive » est à l'origine de bien des pathologies dépressives chez l'adulte et il semble bien que ce fut le cas pour Hélène, puisque sa mère nous dit qu'elle semble avoir perdu sa joie de vivre après son hospitalisation.

René A. Spitz a particulièrement décrit les ravages que peut provoquer une hospitalisation chez le bébé, dont l'effondrement psychique peut aller jusqu'à le conduire à la mort. Ses travaux — qui datent des années cinquante — ont permis de prendre conscience de l'importance de maintenir en toutes circonstances le lien entre l'enfant et ses parents. Il est heureusement courant de nos jours qu'en cas d'hospitalisation l'un des parents soit autorisé à rester auprès de son enfant.

Pour en revenir à l'histoire d'Hélène nous pouvons cerner deux facteurs déterminants, le premier dans son projet sens — qui est très certainement à l'origine de sa dépression — l'autre qui est lié à l'histoire de sa lignée maternelle.

Anne-Marie, la mère d'Hélène, est l'aînée de deux filles et s'est toujours mise en rivalité avec sa sœur cadette Jacqueline, tandis qu'Hélène est numéro deux entre Carole, l'aînée et Joëlle, la benjamine. Hélène a le sentiment que sa mère (numéro un) a

[15] René A. SPITZ, *De la naissance à la parole, la première année de la vie*, PUF, mars 2002.

toujours privilégié sa sœur Carole (elle aussi numéro un) : « *Elle est belle, elle a tout, un bon mari, de beaux enfants, une belle maison, de l'argent... elle a toujours tout eu.* »

Hélène (numéro deux) a remarqué que sa mère l'a mise en situation de rivalité avec sa tante Jacqueline (numéro trois). Celle-ci a fait de brillantes études de médecine, a épousé un médecin qui est un mari attentionné, bref elle a réussi sa vie affective et sociale. Notons au passage que Jacqueline est la marraine d'Hélène.

Après l'avoir incitée à faire de brillantes études — comme sa tante Jacqueline et probablement pour continuer à rivaliser avec celle-ci en se servant d'Hélène — Hélène réalise peu à peu que sa mère lui refuse le droit de réussir sa vie affective, se demandant même si elle ne veut pas conserver jalousement ce privilège d'une vie affective heureuse pour elle-même et Carole, sa fille préférée. Cette mère qui n'a pas pu faire d'études et n'a jamais pu accepter que sa sœur Jacqueline ait réussi sur tous les plans, semble donc dans l'impossibilité d'autoriser Hélène à avoir « les deux réussites ».

Le génosociogramme d'Hélène nous montre que le grand-père maternel — lui aussi un « numéro deux » — a très nettement favorisé sa fille cadette Jacqueline en lui achetant un prestigieux cabinet dès la fin de ses études de médecine, tandis que son aînée Anne-Marie a dû se contenter d'un terrain « *et encore, pas très bien placé, d'après ce que j'ai entendu.* »

Il semble donc qu'Hélène fasse les frais de cette injustice : si on lui reconnaît le droit de réussir socialement, il n'est pas question qu'elle occupe le territoire réservé que partagent sa mère et Carole, c'est-à-dire une vie de couple et de famille épanouie. Sa mère s'ingénie d'ailleurs à lui envoyer des messages tels que « *Tu ne sais retenir que des incapables comme ton mari...* » tout en la maintenant sous sa dépendance à propos de l'argent « *Heureusement que tu peux compter sur nous, estime-toi heureuse...* »

Il est intéressant de noter que dans l'ensemble Hélène entretient cependant de bonne relations avec sa famille et que les petites piques insidieuses occasionnelles que lui envoie sa mère s'inscrivent dans une relation apparemment normale. Si elle n'avait pas vraiment craqué et ainsi pris conscience de la nécessité de revoir les bases de sa vie, Hélène aurait très bien pu rester dans cette situation de dépendance vis-à-vis de ses parents et sa difficulté à vivre pleinement sa vie de femme aurait perduré.

La psychothérapie d'Hélène a été très bénéfique pour elle et a eu un retentissement aussi chez sa mère, qui a pu enfin la rencontrer en tant que sa fille et non pas en tant que substitut de Jacqueline, c'est-à-dire une rivale à dominer.

Hélène n'a plus besoin d'acheter tout et n'importe quoi, elle s'aime suffisamment pour se satisfaire de qu'elle a, ce qui est déjà très bien.

Elle ne dépend plus financièrement de ses parents et accède enfin à sa pleine autonomie.

Il se dégage de cet exemple que des évènements très certainement induits par des facteurs transgénérationnels — en l'occurrence, une préférence marquée pour un enfant et une donation inégale — peuvent se répercuter sur le devenir affectif et financier d'un enfant.

Le fait d'avoir pris conscience de ces différents blocages affectifs a permis à Hélène de se dégager du carcan transgénérationnel dans lequel elle était prise comme un poisson dans la nasse.

Je vous invite, si vous vous reconnaissez dans ce portrait d'acheteur compulsif, à réfléchir sur les enjeux familiaux qui vous amènent à rester dépendant de votre banquier et/ou de votre famille.

## Questionnaire « Êtes vous un acheteur compulsif ? »

- Avez-vous tendance à dépenser sans compter, même si vous le regrettez lorsqu'arrivent vos échéances de carte bancaire ou votre relevé de compte ?
- Faites-vous souvent des achats imprévus et coûteux dont vous n'aviez pas vraiment besoin ?
- Éprouvez-vous de soudaines « fringales » d'achats, irrépressibles, motivées par un sentiment de malaise ou par une angoisse intense ? Vous retrouvez-vous alors au centre commercial « car vous n'avez pas le choix » ?
- Au cours de ces épisodes de « fièvre acheteuse », achetez-vous des choses que vous choisissez vraiment ? Ou avez-vous

tendance à acheter tout et n'importe quoi uniquement pour combler votre sentiment de vide ?

- De retour chez vous, ouvrez-vous vos paquets en appréciant ce que vous vous êtes acheté ? Ou les entassez-vous dans une penderie sans même les ouvrir ?
- Utilisez-vous tout ce que vous achetez ?
- Avez-vous tendance à « profiter » systématiquement des promos même si vous n'en avez pas besoin, simplement parce que « ça vaut le coup » ? Accumulez-vous de ce fait des stocks d'objets et de denrées inutiles ou faisant double emploi ?
- Vous sentez-vous coupable d'avoir fait ces achats, ou éprouvez-vous un sentiment de joie ?
- Avez-vous couramment recours aux cartes et crédits *revolving* proposés par les magasins ? Êtes-vous de ce fait entré dans la spirale du surendettement parce qu'un crédit doit compenser l'autre ?

Complétez ce questionnaire avec vos propres impressions sur votre relation aux achats compulsifs.

Je conclurai ce chapitre sur les achats compulsifs par le témoignage de **Sandra** qui, après avoir effectué le stage, nous a relaté ceci :

« Je passe devant chez Lancel et je craque littéralement pour un ravissant petit sac rouge. Sans attendre j'entre dans la boutique et la vendeuse me tend cette petite merveille. C'est alors que je me rappelle que je suis la proie de mon parasite et je me pose très vite la question : « En ai-je vraiment besoin ou simplement envie ? » Et voilà que je me dis : « Il est très beau, mais j'ai déjà un sac Lancel, un sac Hermès, un sac Dior, un sac Chanel, j'ai vraiment de beaux sacs et celui-ci n'en ferait qu'un de plus, je n'en ai donc pas besoin. » Et je ne fus pas peu fière de m'entendre dire à la vendeuse : « Merci, mais je n'en ai pas vraiment besoin. »

Il faut préciser que Sandra avait fait de sérieuses prises de conscience au cours du stage, notamment sur les répétitions transgénérationnelles et la dépendance des femmes dans sa famille. Elle était donc prête à débusquer immédiatement son parasite et à résister à son envie compulsive. Une première petite victoire comme celle-ci ouvre la voie à d'autres réussites analogues, parce que la personne sera en alerte et non plus passive face à son attitude compulsive. Disons qu'en toute conscience elle choisira de renoncer à un achat, parce qu'elle aura compris qu'il serait plus une contrainte et une source de souffrance qu'un plaisir.

Certaines pathologies compulsives relèvent d'une psychothérapie approfondie. Cependant, quelques prises de conscience peuvent suffire à dépasser ces comportements.

## LES LUDOPATHIES

Une étude rapporte que 93 % des personnes dépendantes du jeu souffriraient de dépression. Il convient cependant d'établir quelques nuances parmi ces dépendances car il semble que les motivations ne soient pas les mêmes pour tous les joueurs. Parmi les joueurs invétérés on trouve entre autres ceux qui cherchent :

— à combler un profond « manque à être », un vide affectif remontant à l'enfance ;

— à satisfaire des tendances masochistes liées au plaisir de perdre ;

— à entretenir une forme de pensée magique (la bonne étoile, la chance, le destin, les croyances et superstitions, etc.) ;

— à ressentir la brève euphorie liée à l'espérance du gain.

### Darry Cowl : « Réparation d'un manque initial ».

Il est de notoriété publique que Darry Cowl fut un joueur invétéré.

Voici son histoire :

Le père du jeune André, médecin, est un homme à femmes dont l'épouse ne peut avoir d'enfant et qui collectionne les maîtresses. Lorsque l'une d'entre elles se retrouve enceinte de ses œuvres, le père fait simuler une grossesse à sa femme. Dès sa naissance le bébé est soustrait à sa mère biologique afin de devenir « le fils de l'épouse de son père ».

C'est seulement à l'âge de seize ans que Darry Cowl découvrira la supercherie. On a dit par ailleurs — et c'est loin d'être improbable — qu'il devrait sa forte myopie à son impossibilité de « voir clair » dans son histoire familiale.

Quoi qu'il en soit, lorsqu'on examine le projet sens de Darry Cowl, on constate que tout au long de sa gestation et pendant son enfance il a été l'enjeu d'une supercherie et que l'on a triché avec lui. L'enjeu... le jeu... La « tricherie » dont D.C. a été victime ne nous ramène-t-elle pas à l'univers du jeu[16] ?...

Et que dire du vide affectif insondable qu'a pu engendrer le fait d'être abandonné par sa mère biologique... Quel profond malaise... Quel sentiment de « manque à être »...

La problématique des joueurs pathologiques consiste pour eux à rejouer à l'infini l'alternance cyclique entre espoir de plénitude « le bon sort = le bon sein = sentiment de jouissance inouï » et réalité du manque « l'argent perdu = l'abandon = profond sentiment de perte ». On peut supposer que D.C. n'a eu d'autre choix que le jeu pour tenter de survivre à sa douloureuse histoire.

Le joueur compulsif qui déclare « je vais me refaire » exprime bien le sentiment d'incomplétude et donc de nécessaire « réparation » qu'il ressent au plus profond de son être...

Mais revenons à Darry Cowl.

Il passe sa vie à jouer au casino et à tourner dans des films qu'il qualifie lui-même pour la plupart de « navets ». Seule solution pour payer ses dettes de jeu...

Lorsqu'il rencontre sa seconde femme, le véritable amour de sa vie, celle-ci devient, pour reprendre la terminologie de Boris Cyrulnik, son « tuteur de résilience ». Cette femme connaît bien le problème puisque, fille d'une joueuse invétérée, elle a vu sa mère perdre et reperdre au jeu durant toute son enfance[17].

Cette épouse aimante qui a beaucoup souffert de la ludopathie de sa mère demande à Darry Cowl d'arrêter de jouer, ce qu'il fit par amour pour elle. Il raconte lui-même comment il y est parvenu en suivant les conseils d'un ami :

---

16 Il est d'ailleurs intéressant de rappeler que D.C. a découvert la réalité de son histoire alors que son père venait de s'installer à Menton, tout près du casino de Monaco...

17 Sa rencontre avec D.C. lui permettra d'ailleurs de « réparer » ce chapitre de sa propre histoire... Remarquons ici à quel point les fidélités familiales sont puissantes et comme se vérifie le proverbe « qui se ressemble s'assemble ».

Il se rendit au casino accompagné de sa femme et se procura pour 40 000 F de jetons qu'il déposa sur le tapis de jeu devant lui, puis se contenta pendant toute la soirée de regarder les autres jouer.

À la fin de la soirée, riche des 40 000 F qu'il n'avait pas perdus — et après avoir donné un pourboire royal au croupier puisqu'il avait le sentiment d'avoir gagné — il a pu repartir avec la coquette somme que représentait sa mise initiale. Après avoir renouvelé plusieurs fois l'expérience il devint évident pour lui « qu'il gagnait lorsqu'il ne perdait pas... ».

C'est donc bien l'amour qui a guéri Darry Cowl. Il a pu prendre appui sur une femme stable et aimante ; il a pu instaurer avec elle un lien durable et sécurisant ; il a pu, à la fin, déjouer son scénario de vie basé sur la perte initiale de sa mère biologique constamment rejouée lorsqu'il perdait au jeu...

Quant à son épouse, le fait de le soutenir et de savoir qu'il voulait se guérir, pour elle et avec elle, permit la guérison de sa souffrance d'enfant impuissante à guérir sa mère de sa ludopathie.

Quel bel exemple de l'influence des fidélités familiales inconscientes sur les comportements pathologiques de la relation à l'argent !

**Omar Sharif : « Ceux qui jouent pour perdre ».**

Omar Sharif, autre acteur célèbre, est bien connu pour sa passion des courses. Voici comment il explique ce qui l'a amené à perdre des sommes considérables sur les hippodromes :

Issu d'un milieu modeste, Omar Sharif a été très surpris, au début de sa carrière d'acteur, par le montant faramineux de ses cachets. Selon les principes de sa famille le travail se devant d'être dur et mal payé, il ne comprenait pas pourquoi on lui donnait tant d'argent pour faire quelque chose qui lui semblait si facile et qui lui plaisait.

Pour cette raison il ne s'autorisait pas à profiter des sommes gagnées par son métier d'acteur et s'empressait donc de les dilapider aux courses. Il disait lui-même qu'il se sentait « plus léger une fois son argent volatilisé. »

Il semblerait donc que son argent considéré comme facile ait mis l'acteur en proie à un intense sentiment de culpabilité par rapport aux membres de sa famille qui avaient toujours trimé. Son sentiment d'appartenance au clan et sa fidélité à sa famille le poussaient à gagner pour perdre.

**Claude : « Celui qui veut croire en sa bonne étoile ».**

Un autre cas de joueur pathologique est celui qui veut à tout prix croire en sa bonne étoile, comme si les fées ne s'étaient pas suffisamment penchées sur son berceau et que le sort devait enfin se charger de remédier à cet oubli.

Pour une fois Claude a eu de la chance. L'enfant d'immigrés portugais, carreleur de son métier, a gagné 100 000 euros au Loto. Du coup, lui qui a toujours vu les autres avoir accès à des plaisirs bien au-dessus de ses propres moyens ne se prive de rien : palaces, coupé de sport, vêtements de luxe, tout y passe... et les 100 000 euros aussi. Il a tout dilapidé en trois mois, mais reste persuadé que dorénavant la chance est pour toujours de son côté.

Lorsqu'il rencontre sa fiancée il lui raconte qu'il est riche (d'espoirs), alors qu'il n'a déjà plus rien. Il dilapide ensuite sa paie dans les jeux de hasard. Sa compagne prend rapidement conscience qu'il n'a plus rien et qu'il confond rêves et réalité. Elle doit donc surveiller ses comptes et ne lui donner de l'argent qu'au compte-goutte. Claude, pendant ce temps, reste persuadé qu'il gagnera à nouveau et joue régulièrement les petites sommes que lui accorde sa compagne.

On peut considérer ici que des origines sociales modestes sont le moteur de la dépendance au jeu de Claude : il aspire à réparer la précarité de son enfance et de sa famille en gagnant à tout prix. Ce qu'a d'ailleurs parfaitement compris *La Française des Jeux* puisqu'elle base sa stratégie de communication sur le thème : « Ça n'arrive pas qu'aux autres... ». On sait pourtant que les personnes les plus démunies — notamment les bénéficiaires du RMI — sont très réceptives à ce discours. En effet, les PMU et les débits de tabacs qui vendent des tickets de Loto et des jeux à gratter ne désemplissent pas les jours de paiement du RMI... Dans une société où tout et possible, très vite, il se peut que l'on ait tendance à adopter un mode de pensée magique et infantile qui confond rêves et réalité... À moins que ces rêves éveillés n'aident à supporter la précarité...

On pourrait trouver d'autres types d'addictions au jeu, par exemple la fréquentation des machines à sous, véritables hypnotiques et analgésiants du quotidien, qui correspondent, elles aussi, à un besoin régressif de fuir la réalité.

Comme nous l'avons vu, ces types de dépendance sont en résonance avec un profond manque à être, tant affectif que social.

## Questionnaire sur le jeu

- Est-ce que je fréquente le casino avec un budget prédéterminé que je ne dépasse en aucun cas, et uniquement pour m'amuser (machines à sous, roulette, etc.) ?
- Ou bien est-ce que j'ai tendance, malgré mes résolutions, à dépasser un peu, beaucoup, ou même à la folie, la somme que j'avais prévue ?
- Lorsque je gagne, suis-je capable de m'arrêter à temps pour repartir avec mon pactole ? Ou est-ce que je rejoue systématiquement mes gains — et même beaucoup plus — parce que je suis motivé par le fait d'avoir gagné un peu ?
- Est-ce que je joue de l'argent que je n'ai pas, en faisant des crédits ou en empruntant à des proches ?
- Ai-je déjà perdu de grosses sommes au point d'être empêché de réaliser certains de mes objectifs ? D'être amené à vendre des biens ?
- Mon entourage me reproche-t-il ma dépendance au jeu, même si j'estime qu'ils exagèrent ?
- Est-ce que je fréquente régulièrement les salles de machines à sous ? Ce lieu est-il pour moi un cocon sécurisant ? Est-ce que j'oublie tout lorsque je joue en étant focalisé sur la machine ?
- Ai-je remarqué que je me rends au casino plus spécialement lorsque je suis déprimé ? Angoissé ? Lorsque je veux fuir une réalité qui me pèse ? Est-ce qu'alors j'achète des jetons sans compter ?
- Si je joue au PMU, ai-je tendance à jouer de plus en plus ? Est-ce que je fréquente des joueurs avec lesquels je ne parle que de ça ? Ma vie est-elle centrée sur cette activité (lire les journaux,

aller au PMU, aller aux courses...), toujours avec les mêmes copains passionnés ?

- Si je joue au Loto ou à des jeux de grattage de La Française des Jeux, suis-je intimement persuadé que c'est la voie de la richesse ? Que c'est sûr, je vais gagner le gros lot ? Que c'est mon destin ? Que je suis né sous une bonne étoile ?
- Combien est-ce que je dépense chaque semaine pour ces jeux ? Combien ai-je déjà gagné ?
- Autres constatations sur ma relation au jeu ?

## L'ANOREXIE FINANCIERE

Si ce trouble de la relation à l'argent est moins souvent abordé que les autres, il n'en reste pas moins une véritable pathologie, susceptible d'entraîner de graves répercussions sur la vie de la personne concernée et sur celle de son entourage.

On a tendance à se moquer des radins, en les considérant tout simplement comme des égoïstes, des êtres dénués de toute générosité. Ce jugement quelque peu réducteur est cependant à relativiser car, bien qu'elle prête parfois à sourire, l'avarice révèle une réelle angoisse — angoisse d'abandon et angoisse de mort en particulier. L'avare se comporte comme si le fait de tout conserver lui garantissait d'éviter à jamais toute séparation, et même l'ultime séparation que constitue la mort.

Depuis ceux qui donnent aux autres et ne s'octroient pratiquement rien pour eux-mêmes, jusqu'à ceux qui gardent scrupuleusement leur magot, tel l'Avare de Molière, l'anorexie financière se manifeste par différents types de comportements :

**a)** Ceux chez qui la simple évocation des mots « argent » ou « comptes » fait surgir une profonde angoisse pouvant aller jusqu'à la peur panique. On assiste alors à toutes sortes de comportements d'évitement : « éviter » de regarder ses factures en les laissant traîner jusqu'à ce que l'on reçoive des rappels... avec pénalités ; « éviter » de connaître l'état de son compte en banque en n'ouvrant pas ses relevés bancaires pendant des mois, etc.

Cette angoisse devant les questions d'argent trouve généralement son origine dans les messages négatifs sur l'argent qui ont été induits par le comportement des parents au cours de l'enfance. L'expérience de parents trop dépensiers peut avoir laissé des traces profondes chez l'enfant qui a ressenti avec inquiétude le climat d'insécurité financière qui régnait à la maison.

**Sébastien - 30 ans :**

« Je me souviens qu'une fois, nous avons dû déménager nos meubles chez ma grand-mère, avant la visite de l'huissier. Il ne nous a laissé que le minimum, j'avais huit ans et je m'en souviens comme si c'était hier. J'ai eu si peur de ne plus avoir de maison ! Je n'avais plus ma chambre, et mon frère et moi on n'en menait pas large... »

Depuis cette expérience, Sébastien se comporte en véritable fourmi. Bien qu'il jouisse d'une bonne situation, il économise sur tout, achète toujours les produits les moins chers et se restreint à tous les niveaux. Avec, pour conséquence de ce style de vie, la difficulté à garder une petite amie.

« C'est vrai, je suis trop radin. D'ailleurs ma copine m'a laissé car elle ne se voyait pas vivre toute sa vie comme ça. Pourtant je sais que j'ai pas mal d'argent de côté, mais je préfère ignorer ce dont je dispose, comme ça je peux encore plus économiser. Je veux être à l'abri du besoin, c'est plus fort que moi. »

Notons que le grand-père de Sébastien a perdu sa situation de cadre dans une société après avoir détourné des fonds pour secourir une maîtresse dans le besoin... Il avait alors quarante-cinq ans et n'a ensuite vécu que de petits boulots. À cet égard Sébastien a retenu la leçon, non seulement celle de ses parents mais, surtout, celle de son grand-père : « pas question de gaspiller de l'argent avec une fille ». Il est très malheureux de ne pas pouvoir construire sa vie affective et c'est ce qui l'a amené à participer au stage sur l'argent, car sinon, pour lui-même, sa parcimonie ne le dérangeait absolument pas.

**b)** Comme nous l'avons évoqué, il existe un autre style d'anorexie financière : ceux qui ne s'accordent rien pour eux-mêmes et qui donnent tout aux autres. Une forte culpabilité est en général à l'origine de cette abnégation qui permet de s'acquitter d'une dette inconsciente. Nous connaissons tous des personnes qui ont du mal à recevoir, à accepter les cadeaux qu'on peut leur faire et qui, par ailleurs, se consacrent corps et âme aux autres sans un instant de répit. Cette attitude est typique du besoin inconscient de réparation, du sentiment pas toujours justifié que l'on est redevable envers autrui et que l'on se doit de payer cette « dette » au prix fort : cadeaux onéreux, temps sacrifié... Ces personnes donnent sans compter aux autres, tout en ne s'accordant à elles-mêmes que peu ou très peu de bien-être ou de plaisir. Se mettre en situation de souffrance au bénéfice de l'autre peut également faire partie du scénario.

La culpabilité vis-à-vis de l'argent prend généralement racine dans la toute petite enfance, à l'âge où le bébé connaît une intense angoisse d'abandon (angoisse du huitième mois) assortie d'un fort sentiment de culpabilité. De multiples symptômes et pathologies s'installent alors si les émotions vécues ne peuvent être dépassées. Parmi eux, en particulier, les états limites évoqués au début de ce chapitre.

Cette culpabilité peut également provenir de fidélités familiales inconscientes, de deuils non achevés ou de comportements déviants qui, tous, empêchent la personne de prendre du plaisir et l'amènent parfois même jusqu'à une forme de masochisme.

Contrairement au commun des mortels, d'autres anorexiques financiers ne s'autorisent à faire aucun projet, à ne contracter aucun crédit, dans une société où pourtant le crédit est le seul moyen d'accéder à des biens durables comme l'immobilier, ou survivent dans des appartements bien trop petits pour eux. Ces personnes ne se rendent même pas compte de tout l'argent qu'elles engloutissent en pure perte dans des loyers alors qu'elles auraient les moyens de faire de bons investissements.

**Silvio - 40 ans :**

« La simple idée du crédit m'angoisse, je ne veux rien devoir à personne. Aller rencontrer des banquiers, faire toutes ces démarches, c'est trop angoissant, je préfère vivre au jour le jour en dépensant le peu que j'ai. Quand je m'imagine payer un crédit sur vingt ou trente ans comme certains, je trouve que c'est horrible. »

Il est intéressant de noter que le discours de Silvio traduit une extrême angoisse de mort, comme si le fait de se projeter dans un avenir lointain renvoyait trop à cette échéance ultime...

Comme nous l'avons vu au chapitre sur le travail, l'anorexie financière peut aussi concerner ceux qui se contentent de très peu et n'osent pas réclamer leur dû, notamment dans le cadre de leur travail. Même s'ils sont conscients d'être sous payés, ils ne s'autorisent pas à exiger d'être rémunérés à leur juste valeur et, en quelque sorte, à prendre leur juste place. Nous pourrions dire qu'ils se réduisent eux-mêmes à une « peau de chagrin », choisissant une existence étriquée comme s'ils n'avaient pas droit à autre chose.

Ils peuvent adopter ce même comportement « étriqué » au sein de leur famille, acceptant par exemple sans mot dire les privilèges financiers et en nature accordés à certains de leurs frères et sœurs. Alors qu'ils savent pertinemment qu'ils sont lésés, ils n'osent jamais s'exprimer sur cette injustice, se résignant à n'avoir que des miettes. Il est fort probable que ces personnes ressentent confusément une problématique de précarité de leur place dans la fratrie, ce qui engendre la peur d'être rejetés s'ils s'aventuraient à oser demander leur dû.

Voici le cas de **Charlotte**, elle a 35 ans, est célibataire et, bien que titulaire d'un doctorat d'histoire, elle est vacataire à l'éducation nationale :

Le père de Charlotte est mort quand elle avait dix-huit ans et elle ne s'est pas vraiment remise de cette perte. Tandis que son frère aîné a reçu un studio en donation, du vivant de son père, pour faire ses études, Charlotte n'a jamais rien eu. Lorsqu'elle consulte, en raison d'un profond mal être, l'injustice qu'elle a subie est le cadet de ses soucis. Elle trouve normal que son père ait donné ce studio et, puisqu'il n'a pas eu le temps d'en faire autant pour elle, elle n'a rien à demander.

Son frère est marié, avec des enfants et une bonne situation. Il a revendu le studio et habite maintenant un bel appartement.

Charlotte, quand à elle, vit toujours dans la studette qu'elle loue depuis le début de ses études et son existence reste précaire, tant sur le plan personnel que professionnel.

Au décès de son père, sa mère aurait dû verser à Charlotte sa part d'héritage, mais il n'en a jamais été question, comme si la précarité de sa fille convenait à cette mère qui a tendance à la considérer comme son bâton de vieillesse…

Après un long travail de deuil, Charlotte s'est enfin autorisée à réclamer sa part, ce qui lui a permis de s'acheter un petit appartement... Il est extrêmement intéressant de noter que dès l'instant où Charlotte ose enfin se libérer de sa « peau de chagrin » diverses répercussions positives peuvent se manifester dans sa vie puisqu'un an après elle s'est mariée et a eu des enfants...

L'exemple de Charlotte est particulièrement intéressant car il met en lumière une thématique que j'appellerai « de la précarité[18] à la pérennité[19] ». On voit bien, en effet, que dès l'instant où elle a pu sortir de sa précarité familiale, Charlotte fut en mesure de s'inscrire dans la durée et de devenir adulte.

### Questionnaire : « Avez-vous tendance à l'anorexie financière ? »

- Avez-vous toujours peur de manquer d'argent ?
- Redoutez-vous qu'une catastrophe vous tombe dessus et que vous ne puissiez pas y faire face, faute de moyens financiers ?
- Avez-vous du mal à payer vos factures dans les délais, quitte à payer parfois des pénalités de retard ?
- Avez-vous du mal à tenir vos comptes, à vérifier vos relevés bancaires de peur de constater que vous manquez d'argent, ou que vous en avez moins que prévu ?
- Différez-vous des achats ou des dépenses indispensables (entretien de la voiture, équipement du logement, vêtements à renouveler, etc.), quitte à vous mettre régulièrement en difficulté (pannes, manque de chauffage, look désastreux...) ?
- Achetez-vous systématiquement les produits les moins chers, quitte à pâtir de leur mauvaise qualité (nos grand-mères disaient pourtant « Je ne suis pas assez riche pour acheter bon marché ») ?
- Vous privez-vous systématiquement de plaisirs de la vie : restaurants, sorties, vêtements ? Cette attitude a-t-elle des

---

[18] Notons l'étymologie du mot « précaire » : du latin *precarius* (de *prex*, *precis*, prière) : obtenu par prière.

[19] Le mot « pérenne » évoque pour moi quelque chose qui serait tout à la fois de l'ordre du « père » et du « règne ».

répercussions sur votre vie personnelle, votre vie de couple, votre vie de famille et votre vie sociale ?

- Votre conjoint et vos enfants vous reprochent-ils votre radinerie ? Êtes-vous conscient qu'ils en souffrent tout en leur disant « que c'est plus fort que vous » ?
- Avez-vous tendance à acheter des cadeaux pour les autres alors que vous vous refusez l'essentiel, comme si vous-même vous ne comptiez pas ?
- Vos parents étaient-ils plutôt cigale ou plutôt fourmi ? Avez-vous l'impression de réagir à l'opposé de leur comportement ou de le reproduire ?
- Alors que des amis qui ont suivi le même cursus d'études que vous ont trouvé des jobs bien payés, êtes-vous encore vacataire, intérimaire, mal payé ?
- L'idée de contracter un crédit quel qu'il soit génère-t-elle en vous de l'angoisse ?
- Tandis que vos amis remboursent les traites de leur logement, êtes-vous toujours locataire, même si cela vous coûte aussi cher ?
- Envisagez-vous l'avenir avec pessimisme, craignant chômage, maladies et difficultés de tous ordres ?
- Complétez ce questionnaire par vos propres observations relatives à vos difficultés vis-à-vis de l'argent et de la manière de le dépenser.

## CHAPITRE VII

# EXERCICES PRATIQUES

### PROPOSITIONS ET NOUVEAUX SCHEMAS

Au fil de notre lecture nous avons établi un certain nombre de constatations et effectué de nombreuses prises de conscience. Le moment est venu maintenant de mettre en place de nouveaux schémas de comportement destinés à nous simplifier la vie, tant en ce qui concerne notre relation à l'argent, que pour la poursuite et l'atteinte de nos objectifs essentiels.

Pour cela nous aborderons tout d'abord les différentes perspectives relatives aux objectifs de vie, objectifs professionnels notamment. Puis nous envisagerons de nouveaux schémas susceptibles d'améliorer notre relation à l'argent.

### PROPOSITIONS

Ces exercices ont pour la plupart été proposés lors de mes stages sur l'argent et j'ai pu constater combien la synergie du groupe se révèle motrice et féconde. Je vous suggère donc, si cela vous est possible, de réunir quelques personnes désireuses de travailler avec vous sur ce thème. Mais ces exercices conviennent également si vous devez — ou si vous préférez — travailler seul.

Comme nous l'avons déjà vu au chapitre V[20], quel que soit ce que nous voulons réussir, il est primordial de commencer par définir nos objectifs et dégager nos priorités, car tout le reste en découle.

---

[20] « Le travail et la relation à l'argent ».

Comme le dit avec bon sens Raphaël Payeur[21] « À quoi bon gravir des échelons si l'échelle ne repose pas sur le bon mur ? ».

Il est en effet très courant de voir des individus s'évertuer à vouloir réussir dans des projets, se fatiguer à affronter des difficultés innombrables pour obtenir, au bout du compte, fort peu de résultats. C'est que leur route était mal choisie, ou qu'ils s'étaient illusionnés sur l'intérêt initial ressenti pour l'objectif choisi, lequel s'est avéré décevant et dépourvu de joie une fois qu'ils sont parvenus au but.

Lorsque « notre échelle est posée sur le bon mur », au contraire, chaque nouvel échelon gravi nous comble et nous remplit d'un réel sentiment de joie et d'accomplissement. Voilà pourquoi il convient, avant toute autre démarche, de déterminer quel est notre **axe de vie** et quels sont nos objectifs essentiels.

Dans l'idéal, cela devrait commencer très tôt, au moment de l'orientation professionnelle des jeunes. En France, cette orientation est trop souvent reléguée au second plan, tandis que les moyens mis en œuvre par l'Éducation Nationale pour la scolarité proprement dite sont prioritaires.

Un élève du secondaire a rarement conscience du métier qu'il veut exercer... Si pour certains élèves que je qualifierai de « scolaires » les études sont une finalité en soi, pour d'autres, l'absence d'objectifs professionnels déterminés entrave considérablement leur scolarité. Ils manquent de motivation car ils ne comprennent pas pourquoi ils devraient faire tous les efforts que l'on exige d'eux. Il me semble que le grand nombre de jeunes qui sortent sans diplôme ni qualification professionnelle d'un cycle d'enseignement s'étendant sur plus de douze ans est très certainement lié au « flou artistique » qui entoure la vraie finalité de leur cursus scolaire.

C'est pourquoi, lorsque je reçois des enfants ou des jeunes en difficulté scolaire, je commence par leur demander quel sens ils rêvent de donner à leur vie. Je les aide ainsi à faire le lien entre la nécessaire scolarité et leurs rêves ou aspirations de vie. Et je suis toujours étonnée de constater que la plupart d'entre eux ne savent

[21] Dans sa conférence : « Les 7 clés de la réussite »

pas bien à quoi servent les études et qu'ils n'ont pas conscience du cursus scolaire nécessaire pour parvenir à leurs fins.

Des psychologues chargés de l'orientation des jeunes existent cependant. Mais ils sont trop peu nombreux et ne sont pas en mesure de procéder à des bilans de compétences approfondis, à l'instar de ceux que l'on fait passer aux adultes.

Raphaël Payeur décrit un rite de passage des enfants Indiens d'Amérique du Nord avant leur entrée dans l'âge adulte. Il s'agit, en fait, de leur faire traverser l'adolescence « en accéléré ». Le jeune a pour cela une semaine, au cours de laquelle il doit définir son **axe de vie** et choisir son rôle au sein de la tribu. Véritable « orientation professionnelle » ce rite est le passage obligé de tout enfant avant d'accéder au statut d'adulte. Cette initiation constitue le fondement essentiel de son existence.

Il semble bien que la notion de ***sens à donner à sa vie*** fasse cruellement défaut chez beaucoup d'individus qui n'ont ni « choisi », ni « pas choisi » leur métier. Au gré des aléas de leur scolarité, ou parce qu'ils se soumettent au désir de leurs parents, trop de jeunes ne se trouvent absolument pas à leur place dans le métier qu'ils exercent. Cela engendre, pour eux, bien des souffrances et bien des frustrations, dont les conséquences se retrouvent dans leur vie, aussi bien sur le plan personnel que social.

## 1. DEFINIR MON AXE DE VIE

En reprenant la réflexion sur vos rêves de jeunesse, amorcée au chapitre sur le travail, je vous propose de commencer par définir vos rêves et d'en extraire vos objectifs essentiels. Il convient pour ce faire de vous isoler pendant une heure ou deux sans être dérangé.

Après vous être relaxé ou avoir médité quelques instants, écrivez sur une feuille de papier ce qui vous tient le plus à cœur au plus profond de vous-même. Surtout ne vous censurez pas — pensez aux règles du *brainstorming* — notez tout depuis vos rêves les plus fous jusqu'à vos objectifs les plus concrets. Même si tout d'abord vous écrivez tout et son contraire, vos aspirations essentielles seront dégagées à la fin de ce travail :

— Qu'est-ce que je désire vraiment ?

— À quoi est-ce que j'aspire ?

— Quelles sont mes priorités ?
— Et si je cherchais à retrouver mes rêves d'enfance ? D'adolescence ? Ai-je l'impression de les avoir trop oubliés ?

Prenez le temps d'une vraie rencontre au plus profond de vous-même, en contact avec votre *self*, cette partie de vous qui est authentique et porteuse de désirs.

## 2. Faire le tri

Laissez passer quelques jours puis reprenez les éléments de votre liste afin de les trier en deux catégories :

- Avec le recul, quels sont les plus essentiels parmi mes rêves et mes objectifs ?
- Quels sont ceux que je qualifierai de secondaires ?

## 3. Definir mes priorites

Reprenez la liste de vos objectifs essentiels et classez-les par ordre de priorité en vous posant pour chacun la question : « *est-ce cela que je veux en premier ?* »

Faites de même avec la liste de vos objectifs secondaires.

## 4. Reformuler

Prenez à nouveau vos listes, repérez les verbes d'action qu'elles contiennent, ainsi que toutes les phrases qui comportent le verbe « faire » ou le verbe « avoir », puis réécrivez-les en remplaçant chacun de ces verbes par le verbe ÊTRE. Par exemple :

« *Je veux* ***faire*** *de la peinture* » devient « *Je veux* ***être*** *peintre* ».

## 5. Memoriser

Recopiez maintenant votre liste sur une fiche cartonnée et gardez-la dans votre agenda ou votre portefeuille. Regardez régulièrement votre fiche, imprégnez-vous en : elle recèle la ligne directrice de votre axe de vie.

## BILAN DE VIE

Certaines personnes ressentent une sorte de malaise et pas mal de regrets en constatant qu'elles sont passées à côté de quelque chose d'essentiel, sans forcément parvenir à mettre des mots sur leur mal être. En réalité, elles ont été amenées à laisser de côté leurs rêves, leurs idéaux, leurs ambitions, leurs aspirations, c'est-à-dire tout ce qui constitue leur « *légende personnelle* ».

1. Après vous être relaxé ou avoir médité pendant quelques minutes, visualisez une soirée, celle que vous donnerez pour fêter vos quatre-vingts ans. Évoquez ensuite ce que vous aimeriez penser de votre parcours de vie en considérant ses différentes sphères :

a. Votre vie conjugale et votre vie familiale.

— Qu'aimeriez-vous que votre conjoint dise de vous ?

— Qu'aimeriez-vous que vos enfants, vos petits-enfants, les autres membres de votre famille disent de vous ?

b. Votre vie sociale et votre vie amicale.

— Que voudriez-vous entendre de la part de vos amis ? De vos relations ?

c. Votre vie professionnelle.

— Que voudriez vous que vos anciens collègues de travail disent de vous ?

d. Votre vie associative.

— Que diraient les membres des associations dont vous avez fait partie ? Ou dont vous faites encore partie ?

## SENTIMENT DE VALEUR

Le fait de ne pas se sentir à sa place, ou de ne pas gagner suffisamment d'argent, relève d'un profond sentiment de dévalorisation. Cela remonte en général, comme nous l'avons vu, à l'enfance et à l'histoire de la lignée. Aussi est-il indispensable de prendre conscience de notre valeur personnelle afin de réussir notre trajectoire de vie.

## EXERCICE : « CRITERES DE VALEUR »

Prévoyez de disposer d'une heure sans être dérangé.

1. Dressez la liste de toutes les personnes que vous admirez, quelles qu'elles soient et quels que soient les motifs de votre admiration. Ces personnes peuvent être des membres de votre famille, de votre entourage, tout comme des personnages célèbres contemporains ou historiques.

2. En face du nom de chaque personne notez la (ou les) qualité(s) qui motive(nt) votre admiration. Par exemple :

— Papa « généreux, travailleur ».

— L'Abbé Pierre « altruiste, entreprenant ».

— Etc.

3. Relisez ensuite votre liste et arrêtez-vous sur chaque qualité en ressentant si elle vous émeut, vous met du baume au cœur, vous met en joie, provoque une sensation de chaleur... Soyez à l'écoute de vos émotions.

4. Sur une petite fiche bristol recopiez les qualités pour lesquelles vous ressentez une émotion particulière : **ces qualités sont les vôtres**, car nous percevons plus facilement chez autrui les qualités et défauts que nous possédons nous-mêmes (perception « en miroir »).

Je vous invite donc à vous approprier davantage ces qualités qui sont les vôtres. Pour cela, conservez précieusement votre fiche dans votre portefeuille ou votre agenda et relisez-la de temps en temps. Ces qualités vous appartiennent pleinement et vous pouvez en disposer et les épanouir en toute conscience.

## BILAN DE VIE FINANCIER

- Quelles étaient les conditions financières de ma famille depuis ma conception jusqu'à mon premier anniversaire (période du projet sens) ?
- Quand ai-je entendu parler d'argent pour la première fois ? À quel âge ? Par qui : mon père ? Ma mère ? Une autre personne ? À quel sujet ? Dans quel contexte ?
- Qu'est-ce que je ressens à l'évocation de ce souvenir ?

- Quels rapports mon père, ma mère et mes proches entretenaient-ils avec l'argent ? L'argent — ou certain sujet relatif à l'argent — était-il « tabou » dans ma famille ?
- Qu'ai-je compris de l'argent pendant mon enfance ?
- Me donnait-on de l'argent de poche ? Avec ou sans contrepartie ?
- Qu'est-ce que j'en faisais ? Économies pour acheter quelque chose ? Économies sans but ? Ou est-ce que je m'empressais de le dépenser pour de menus plaisirs ?
- Est-ce que j'étais récompensé lorsque j'avais de bons résultats scolaires ou que je me rendais utile à la maison ?
- M'a-t-on ouvert un livret ou un compte épargne ? Si oui, comment était-il alimenté ?
- Quel a été mon premier achat important effectué avec mon propre argent ? Était-ce avec de l'argent que l'on m'avait donné ? Que j'avais moi-même gagné ?
- Ai-je déjà perdu de l'argent ? Comment ? Combien ? Comment ai-je vécu cette perte ?
- Est-ce que je rêvais d'exercer un métier en particulier ? Ai-je réalisé ce rêve ?
- La question de l'argent a-t-elle influencé mes choix professionnels ?
- Mes parents fondaient-ils des espoirs sur moi ? Ou au contraire, tenaient-ils des propos négatifs quant à mon aptitude à réussir ? Me comparaient-ils à mes frères et sœurs ou à d'autres membres de ma famille ?
- Ma relation personnelle à l'argent provoque-t-elle en moi de la peur ? De la haine ? De la joie ? Un sentiment de dépendance ou de générosité ? De lourdeur ou de légèreté ? Est-ce que j'éprouve un malaise ou un mal-être en l'évoquant ?
- Quelles sont mes relations avec les gens plus riches ou plus pauvres que moi ? Comment est-ce que je **les** considère ? Comment est-ce que je **me** considère par rapport à eux ?
- Ai-je déjà réalisé un projet dans lequel l'argent jouait un rôle essentiel ? De quoi s'agissait-il ? Est-ce que j'estime avoir réussi ? Pour quelle(s) raison(s) ?

- *A contrario*, m'est-il arrivé d'échouer dans un projet ? À quoi est dû cet échec ?
- Ai-je déjà reçu un héritage ? Une donation ? De quel montant ? Qu'ai-je ressenti lorsque j'ai été effectivement en possession de cet argent ? Comment l'ai-je utilisé ?
- Ai-je parfois donné de l'argent à des œuvres ? À des personnes ? Pour quelles raisons ? Qu'ai-je ressenti en le faisant ?
- Si je devais décrire ma relation à l'argent comment en parlerais-je ?
- Si les gens parlaient de ma relation à l'argent que diraient-ils ? Qu'est-ce que j'aimerais qu'ils disent ?
- Comment puis-je envisager l'évolution de ma situation financière d'ici un an ? Comment sera-t-elle dans cinq ans ? Dans dix ans ?
- Quelles autres questions me viennent à l'esprit à propos de ma relation à l'argent ?

## RELATION AU MANQUE ET A LA PEUR DU MANQUE

Le fait de consacrer sa vie à plein temps au règlement de toutes sortes de problèmes — affectifs, financiers, familiaux ou professionnels — renvoie à un vide, générateur d'angoisse existentielle et de peur du néant. Comment imaginer, en effet, ce que pourrait être une vie agréablement prospère qui permettrait de s'épanouir pleinement sans stress, sans difficultés particulières ? Les personnes qui s'inscrivent dans ce scénario de vie bien rôdé, même si elles s'en plaignent, ne sauraient envisager leur existence autrement. On trouve là une forme de masochisme basé sur un mécanisme de répétition, le message étant « je suis sur terre pour souffrir et réparer les fautes de ma famille et les carences de l'humanité ». Notons d'ailleurs que notre éducation religieuse a largement contribué à ce « rachat par la souffrance ».

Je pense sincèrement pour ma part que nous sommes sur terre pour être heureux, que là est notre mission première et que de l'abondance et de la plénitude naissent l'abondance et la plénitude, tandis que la souffrance ne peut engendrer que de la souffrance.

Loin d'être simpliste et fondée sur le seul principe de plaisir, cette approche permet en effet, au-delà de la résolution de problèmes bien réels, de les dépasser afin d'accéder à autre chose de plus créatif et de plus vivant.

Il est vrai que la vie est souvent dure. Cependant plus on vit les difficultés comme des épreuves insurmontables et dévastatrices, moins on a accès à la joie. Tandis que plus on se sent « entier » et « vivant » pour traverser les épreuves qu'elle comporte, mieux on peut apprécier les périodes de plénitude et les savourer avec délectation.

Voilà pourquoi j'aimerais maintenant vous poser cette question toute simple :

### QUE SUSCITE EN VOUS L'IDEE D'UNE VIE SANS PROBLEMES FINANCIERS, UNE VIE D'ABONDANCE ?

Votre réponse est-elle immédiatement positive ? Vous sentez-vous léger et heureux ? Ou bien ressentez-vous une gêne, un malaise, un petit pincement au cœur, comme un regret, ou encore une angoisse massive ? Je vous demande d'être sincère envers vous-même afin de percevoir ce que la notion d'abondance suscite au plus intime de vous. Afin de compléter cette réflexion je vous propose maintenant de répondre au questionnaire suivant :

### 1. ÉTAT DES LIEUX DE MA RELATION A L'ARGENT

- Quelles sont les principales difficultés que je rencontre dans ma relation à l'argent ?
- Ai-je sans cesse l'impression de manquer d'argent, même si je gagne bien ma vie ?
- Ai-je constaté que, même lorsque mes revenus augmentent (changement de situation, promotion, etc..), je suis proportionnellement autant à découvert qu'avant ?
- Ai-je été victime d'escroquerie ou de vol ?
- Est-ce que je prête facilement de l'argent sans oser demander qu'on me le rembourse ?

— Ai-je tendance à payer pour les autres en faisant preuve d'une générosité à toute épreuve, quitte à me retrouver ensuite moi-même à découvert ?
— Suis-je ce que l'on appelle couramment « un pigeon » ?
— Suis-je systématiquement à découvert quels que soient mes gains ? Même lorsque je perçois des primes ? Ou que j'ai des rentrées d'argent exceptionnelles ?
— Est-ce que je paye couramment des agios qui grèvent mon budget ?
— En cas de rentrées exceptionnelles, est-ce que je mets de l'argent de côté ? Est-ce que je dépense tout systématiquement ? Et même parfois davantage ?
— Ai-je le sentiment de gaspiller cet argent ? Ou de faire des achats raisonnés ?
— Est-ce que je fais régulièrement mes comptes ? Est-ce que cela m'est facile ? Est-ce que cela m'angoisse ?
— Autres constatations relatives à ma vie financière...

## 2. MES COMPORTEMENTS D'ECHEC RELATIFS A L'ARGENT

— M'est-il arrivé de signer des contrats sans les lire complètement ? Avec quelles conséquences ?
— Est-ce que je perds souvent de l'argent au jeu ?
— Ai-je fait des investissements hasardeux ou très risqués ? Avec quelles conséquences ?
— Est-ce que j'emprunte couramment de l'argent à des taux usuriers (revolving) ? Ai-je déjà calculé le montant réel des intérêts payés pour ces crédits « trop faciles pour être honnêtes » ?
— Ai-je fait de mauvais calculs qui m'ont mis sérieusement à découvert ? Quelles en ont été les conséquences ?
— Quelles autres conduites d'échec puis-je repérer dans ma vie jusqu'à aujourd'hui ? ...

## 3. À L'ECOUTE DE MES EMOTIONS

— Est-ce que j'aime l'argent ? Est-ce que je le hais ?
— L'argent m'angoisse-t-il ? Ai-je peur d'en manquer ?

— Selon moi, l'argent est-il incompatible avec la spiritualité ?

## 4. À QUI EST-CE QUE J'IMPUTE MON MANQUE D'ARGENT ?

Bien que vous en soyez l'acteur principal, votre scénario de vie a forcément été écrit et joué avec plusieurs autres personnages. Faites la liste de ceux qui, selon vous, ont contribué à façonner votre relation difficile à l'argent. Écrivez les noms de ces personnes et, sans vous censurer, ajoutez en face ce qui vous avez à leur reprocher.

Exprimez toutes vos émotions et tous vos sentiments (colère, haine, accablement, ennui, fatigue, déception, etc.). Ne vous limitez pas dans vos récriminations, il s'agit de vider votre sac et de commencer à vous délester de ces émotions qui pèsent trop lourd sur votre cœur.

En désignant objectivement les personnes qui ont contribué à votre précarité, vous sortez de votre rôle de victime, vous prenez du recul en n'étant plus dupe de leurs agissements et vous vous positionnez enfin en « sujet » vis-à-vis d'elles. Ces prises de conscience vous permettent en outre de reconsidérer votre relation au manque.

Voici l'exemple de **Marthe** :

Elle réalise en faisant cet exercice que ses parents, bien que plutôt à l'aise, ne lui ont pratiquement rien donné après son bac. C'est elle qui a dû financer ses études en faisant de petits boulots et en recourant à un prêt étudiant.

En réalité les parents, estimant ne pas pouvoir payer deux cursus universitaires, ont choisi de privilégier celui du garçon ce qui eût pour conséquence d'obliger Marthe à se débrouiller par ses propres moyens.

Convaincue du fait qu'il était impossible de « faire de petits boulots tout en faisant médecine », Marthe ne trouva tout d'abord rien à redire à cet état de fait.

Lorsqu'elle participe au stage, elle prend conscience de l'injustice flagrante dont elle a été l'objet et de ce qui l'amenait à ne trouver que des emplois précaires, alors que son frère réussissait une brillante carrière de médecin spécialiste. Elle a réalisé que sa mère, qui avait consacré toute sa vie à son foyer, était en quelque sorte jalouse d'elle et ne supportait pas — inconsciemment du moins — qu'elle puisse réussir professionnellement après avoir fait de bonnes études.

## 5. MA RELATION AU MANQUE

Voici une liste de mots qui renvoient à votre relation à l'argent et au manque. Après l'avoir lue attentivement, distinguez les mots qui résonnent et touchent au plus profond de vous-même ou qui suscitent une émotion positive ou négative :

— escroquerie ;
— spoliation ;
— détournement ;
— malhonnêteté ;
— irresponsabilité ;
— dévalorisation ;
— manipulation ;
— angoisse ;
— peur ;
— aveuglement ;
— inconscience ;
— regret ;
— remord ;
— injustice ;
— cupidité.

Puis, si nécessaire, complétez cette liste avec d'autres mots que vous associez au manque et à la relation à l'argent.

Associez maintenant chacun des mots à des situations vécues ou à des personnes qui ont eu un impact sur votre relation à l'argent. Écrivez le nom de ces personnes, racontez les situations.

Ce bilan de votre relation au manque vous permettra de constater combien celui-ci a été un moteur déterminant de vos choix, de vos croyances, de vos comportements.

Voici par exemple ce qu'a écrit **Stéphane** face à « détournement » :

« Grand-père clerc de notaire véreux qui a détourné des fonds et s'est retrouvé en prison. Depuis, on a tendance à être très scrupuleux dans la famille, tellement scrupuleux qu'on a du mal à demander son dû et qu'on se fait très souvent avoir. »

**Si vous travaillez en groupe**, lisez ce bilan debout face aux autres, puis déchirez-le et jetez-le à la corbeille. Lavez-vous ensuite les mains afin de liquider votre rapport aliénant au manque.

**Si vous travaillez seul**, lisez à haute voix puis terminez comme ci-dessus.

## 6. MA RELATION A L'ABONDANCE ET A LA REUSSITE

La notion d'abondance me semble absolument essentielle, elle est indissociable de la notion de réussite.

Le sentiment d'abondance permet de donner, de partager en toute quiétude.

Avant la colonisation française les Maoris de Tahiti connaissaient l'abondance en tous domaines. La profusion de poissons et de fruits dont ils disposaient rendait l'accumulation inutile et ils n'avaient aucune peur de manquer.

Voilà pourquoi, lorsqu'ils trouvaient un ban de poissons, ils ne pêchaient que ce dont ils avaient besoin pour eux-mêmes et leur famille, laissant aux autres le reste des poissons.

L'abondance permet le partage, la fluidité dans les échanges et la relation gagnant/gagnant. Je ne réussis pas au détriment de l'autre mais ***avec*** l'autre. Je vous invite donc à développer en vous le sentiment d'abondance car, nous l'avons vu, la peur du manque parasite considérablement notre aptitude à réaliser nos projets.

Comme je le dis souvent aux jeunes que j'accompagne : « *Si tu crois en ce à quoi tu aspires, tu y parviendras ; si tu as peur d'échouer, tu risques d'échouer.* »

## RELATION A L'ABONDANCE

Relaxez-vous puis, les yeux fermés, imaginez que vous êtes dans l'abondance. Quelles images surviennent dans votre esprit ? Prenez le temps de visualiser votre scénario d'abondance pendant au moins quinze minutes puis répondez aux questions suivantes :

— Quels sentiments la notion d'abondance suscite-t-elle en moi ?
— Quels seraient mes choix si je réussissais dans mes projets et si je connaissais l'abondance ?
— Que ferais-je de mon argent, une fois mes besoins matériels assurés ?
— Quels rêves réaliserai-je ?
— Quel sens donnerais-je à ma vie ?

Relevez-vous des sentiments contradictoires parmi vos réponses ? Développez...

**Si vous travaillez en groupe**, partagez votre travail en le lisant à haute voix face aux participants.

**Si vous travaillez seul**, lisez à haute voix.

## REPETITIONS ET CROYANCES

Bien que certaines prises de conscience puissent permettre de désamorcer un processus d'auto sabotage, il est souvent difficile de modifier radicalement des croyances et des répétitions qui ont été le moteur de notre existence pendant des décennies.

Je compare volontiers ces résistances au changement avec les blocages ostéopathiques qui affectent le schéma corporel. Les ostéopathes rencontrent en effet très souvent des patients qui reviennent sans cesse consulter pour les mêmes symptômes, pour les mêmes blocages des mêmes parties du corps. Lorsqu'un conflit psycho-émotionnel sous-jacent est trop intense, le déblocage de telle ou telle vertèbre ne suffit pas à lui seul à régler les problème, car ces mêmes vertèbres « s'empresseront » de se recoincer au moindre aléa, tant reste fragile et précaire le rééquilibrage physique s'il n'est pas accompagné et consolidé par un travail de résolution des conflits qui en sont à l'origine.

Il en va de même de notre relation à l'argent, il est nécessaire de mettre en place de nouveaux schémas afin de l'assainir et de la simplifier, car on sait bien que l'inconscient a horreur de la nouveauté et résiste du mieux qu'il peut pour maintenir ses mécanismes de répétition.

Je vous propose donc de débusquer le parasite qui résiste en vous et qui tend à maintenir « l'équilibre dans le déséquilibre », notamment sur le plan financier.

## LES MANIFESTATIONS DU PARASITE

- Il adore entretenir un flou artistique « je vais faire mes comptes »... *un de ces jours...*
- Il confond le passé, le présent et le futur « j'ai toujours du mal à faire mes comptes »... *et j'en aurai toujours...*
- Il me maintient en position de victime « mon banquier n'est vraiment pas sympa, mon compte en rouge ne devrait pas lui poser problèmes »... *avec tous les agios que je lui paie...*
- Il ne supporte pas les limites imposées par autrui et les considère comme des attaques personnelles « ils ont osé me supprimer ma carte de crédit »... *c'est vraiment écœurant...*
- Il nourrit mon pessimisme récurrent « je sais bien que je ne partirai jamais en vacances »... *je n'y ai pas droit...*
- Il conforte mon sentiment d'impuissance « si je pouvais, je ferais de grandes choses »... *mais je sais au fond de moi que je ne peux pas, je ne m'y autorise pas...*
- Il trouve toujours de bonnes (mauvaises) excuses à mes comportements d'échec « ce n'est pas ma faute si j'arrive en retard à mon travail et si je me fais mal voir »...
- Il m'encourage à endosser le rôle de victime née « personne ne m'écoute », « on ne reconnaît jamais mes idées ni mes efforts »... *je compte pour du beurre...*

- Il me coince en formulant ses messages en terme de « ou/ou »... *ou j'ai rapidement une promotion ou je cesse de me décarcasser dans ce boulot...*
- Il est passé maître dans l'art d'établir des comparaisons « je n'ai vraiment pas de chance par rapport aux autres »... *c'est toujours sur moi que ça tombe...*
- Il me susurre de ne pas résister à mes scénarios de répétition « une partie de moi sait qu'elle n'a pas à chauffer sa carte de crédit, alors qu'une autre m'y pousse »... *et ça me fatigue tellement que je cède...*
- Il me pousse à me mettre en difficulté à titre de récompense en entretenant ainsi la spirale de mon déficit (je suis endetté donc je dois travailler plus pour rembourser et comme je travaille plus je m'endette pour m'offrir une récompense) « après tout le travail que j'ai abattu pour me remettre à flot, je peux bien me payer ça »... *même si je n'en ai pas les moyens...*
- Il me met en colère et me rend violent envers ceux qui me confrontent à mes dysfonctionnements... *ça ne te regarde pas...*
- Il attise mon impatience et mon impulsivité « je veux ça maintenant » « j'y ai bien droit »... *peu importent les conséquences...*

Le parasite est très créatif pour nous maintenir en situation de dépendance ou de difficulté financière et nous compliquer la vie.... Prenez le temps de compléter cette liste par d'autres auto-observations analogues.

Si vous constatez chez vous un ou plusieurs de ces symptômes, vous êtes victime de votre parasite. Je vous invite donc à faire une liste de ses manifestations, que vous noterez sur une fiche séparée afin de les débusquer plus facilement le moment venu.

## Exercices de Vie pour déprogrammer le parasite

A. Notez pendant quinze jours les occasions où les symptômes de votre parasite se manifestent :

— De quel symptôme s'agit-il ?

— Quel est le terrain de prédilection de mon parasite ?

— Qu'est-ce que je ressens, tant physiquement qu'émotionnellement à ce moment-là ?

— Ai-je pu avoir à temps le dessus sur lui ? Ou me suis-je laissé embarquer dans ses délires ?

— Après coup est-ce que je constate qu'une fois débusqué il a tendance à moins s'exprimer ?

B. Après avoir payé par chèque toutes vos dépenses fixes et importantes (loyer, factures, etc.), payez toutes vos autres dépenses en espèces :

— Qu'est-ce que je ressens par le fait de ne plus avoir de carte de crédit ou de chéquier sur moi ?

— Qu'est-ce que je ressens par le fait de payer en espèces ? Est-ce que je me sens limité ?

Notez au jour le jour vos constatations et les sentiments dérivant de cette expérience.

Adoptez cette bonne vieille méthode de grand-mère : écrivez chaque jour vos dépenses, au centime près, en différenciant les espèces, les chèques et les cartes de crédit.

Faites-le pendant au moins un mois — et pourquoi pas beaucoup plus si vous jugez que votre parasite est particulièrement récalcitrant. Je vous garantis que ça vous calmera et qu'à chaque fois que vous paierez vous penserez vraiment à ce que vous êtes en train de faire. La somme que vous dépenserez cessera d'être abstraite puisque vous devrez la reporter scrupuleusement sur votre *« calepin surmoïque »*.

## LE PARDON, L'ABONDANCE ET LA REUSSITE

Comme nous l'avons vu au chapitre sur la résolution des fidélités familiales[22], il est absolument essentiel d'accepter de pardonner afin de se dégager soi-même des schémas et systèmes de croyances qui nous maintiennent en état d'aliénation. Lorsque nous entretenons du ressentiment envers le responsable supposé de nos malheurs, nous nous enfermons nous-même dans une relation négative avec cette personne, nous nourrissons encore et encore la quasi-certitude que nos échecs lui sont imputables... et qu'il sera éternellement responsable de la situation d'impasse dans laquelle nous nous trouvons...

En fonction de notre histoire personnelle, il se peut que différentes situations, renvoyant à plusieurs personnes, soient à pardonner. C'est pourquoi je vous suggère de dresser la liste de ces personnes qui ont joué un rôle négatif dans votre vie et envers lesquelles vous conservez de la rancœur.

Il peut s'agir de votre ex-épouse qui vous a mis sur la paille après votre divorce, ou de votre ex-époux qui a tout fait pour ne pas vous verser de pension alimentaire ; vos parents ne vous ont peut-être pas permis de suivre la voie professionnelle que vous aviez choisie alors qu'ils en auraient eu les moyens ; vos associés vous ont floué ; etc. Quelle que soit la longueur de la liste, complétez-la jusqu'au bout, ne vous limitez pas. Si vous découvrez un peu plus tard que vous avez oublié une personne envers laquelle vous avez encore de la rancune ou une vive amertume, reprenez votre liste et ajoutez-y son nom.

## RENONCER A LA VICTIMISATION

La plupart du temps, sans que nous le voulions vraiment et sans même en être conscients, nous nous complaisons dans notre état de victime. Nous aimons conserver et entretenir l'image du « méchant qui nous a fait tant de mal » et de nous-même qui sommes « dans notre bon droit ».

Nous ignorons, ce faisant, que nous sommes en train de nous faire du tort à nous-même, que ce processus de victimisation dans

[22] Voir chapitre II.

lequel nous nous enfermons renforce considérablement le lien négatif avec l'autre. Or, bien que négatif, un lien reste un lien... Voulez-vous rester lié à cet autre pour le restant de vos jours ?... Voulez-vous continuer à souffrir encore et encore de cette histoire qui appartient au passé ?... Ne serait-il pas préférable et avantageux pour vous de vous désaliéner de cette relation qui renforce votre situation d'échec ? Ne voulez-vous pas une bonne fois pour toutes, en pardonnant, désamorcer et résoudre le processus de victimisation dont vous êtes l'objet ? ... Si vous le voulez vraiment cela est possible — seul ou en groupe — et voici comment procéder.

Commencez par relire votre liste et notez quelle est la personne dont la simple évocation provoque en vous le plus de malaise. Vous commencerez avec cette personne.

1. Prenez une feuille de papier et notez le nom de la personne que vous avez choisie. Nous l'appellerons **X...**

2. Visualisez X..., ressentez tout ce que vous pensez de lui (ou d'elle), tout ce que vous lui reprochez, tous les sentiments que vous nourrissez à son égard, qu'ils soient négatifs ou positifs et notez-les. Si vous faites cet exercice en groupe, demandez à quelqu'un de lire votre texte à haute voix. Si vous le faites seul, enregistrez vous-même votre texte sur votre magnétophone pour procéder à ce qui suit.

3. Asseyez-vous face à une chaise vide et fermez les yeux. Détendez-vous autant que possible et faites le vide dans votre esprit.

4. Imaginez maintenant X... assis (e) en face de vous. Que ressentez-vous ? De la colère ? De la haine ? De l'angoisse ? De la tristesse ? Établissez pleinement le contact avec toutes les émotions qui surgissent en vous face à cette personne et préparez-vous à vous poser les questions suivantes :

- Suis-je prêt (e) à pardonner à X..., du fond de mon cœur, tout le mal qu'il (ou elle) m'a fait, volontairement ou involontairement ?

- Est-ce que j'accepte de passer l'éponge sur tous les déboires et échecs qui ont pu être provoqués par X... dans mon existence ?

- Est-ce que j'accepte de liquider les dettes symboliques ou financières qui m'unissent à X... ?

- Est-ce que j'accepte de ne plus rien attendre de lui (ou d'elle) ?

- Est-ce que j'accepte de dissoudre le lien négatif qui m'unissait à X... jusqu'à présent ?

- Est-ce que je décide de me libérer de l'influence d'X... en renonçant à entretenir mon scénario de victime ?

- Puis-je pardonner à X... du plus profond de mon être ?

- Est-ce que j'accepte par là même de renoncer à mes histoires mille fois ressassées le (ou la) concernant ?

- Est-ce que je renonce à utiliser ces histoires pour me justifier de ne pas avoir réalisé certaines de mes aspirations profondes ? Certains de mes objectifs ?

- Suis-je prêt(e) à laisser ces récriminations de côté, comme des éléments du passé qui n'ont plus de place dans ma vie, si je constate qu'elles reviennent dans mon esprit ?

Il n'est pas exclu que cette personne se comporte encore négativement vis-à-vis de vous. Posez-vous alors les questions suivantes :

- Suis-je désormais disposé (e) à admettre les agissements de X... sans en être dupe et à déjouer ainsi des comportements qui n'auront plus aucun impact sur moi ?

*- Suis-je décidé (e) à pardonner à X... maintenant et pour toujours ?*

Quelles que soient vos réponses à ces questions, soyez certain(e) de l'aspect bénéfique de votre démarche. En vous confrontant à cette personne vous entrez dans un processus de libération des entraves psycho-émotionnelles qui restaient inconsciemment en vous.

Il se peut que vous vous ayez quelque chose à dire à cette personne ? Faites alors une pause et parlez-lui. Et si vous ressentez qu'elle a quelque chose à vous dire elle aussi, de nouveau, faites une pause pour l'écouter.

5. Prenez maintenant congé de X...Vous pouvez peut-être lui serrer la main ? Ou même l'embrasser ?

6. Regardez à présent X... se lever et vous quitter. Que ressentez-vous ?...

7. Étirez-vous, respirez profondément, bâillez...Puis, quand vous le sentirez, ouvrez les yeux et regardez autour de vous d'un œil neuf.

8. Déchirez maintenant la feuille en menus morceaux et lavez-vous les mains à l'eau froide.

Vous pourrez ensuite brûler ces morceaux de papier et les jeter, par exemple dans un cours d'eau, afin de liquider définitivement le contentieux qui vous liait à X...

Vous êtes désormais libre de toute limitation causée directement ou indirectement par cette personne. Si des idées parasites concernant vos anciens griefs vous viennent à nouveau à l'esprit, vous les éconduirez librement en vous disant : « *Inutile, je lui ai définitivement pardonné !* »

Cette démarche de pardon est réellement une étape décisive sur votre chemin. Elle vous permet de « faire place nette » afin d'être en mesure de définir et d'atteindre vos propres objectifs de vie.

## OSER DEMANDER

*« Demandez, on vous donnera. »*

*Matthieu VII, 7-12.*

Il est très courant que l'on n'ose pas demander ce dont on a besoin ou ce dont on a envie. Cela peut être par timidité ou peur de déranger, par honte avec sentiment de culpabilité, parce que l'on se dévalorise soi-même, parce qu'on nous a seriné qu'il faut « s'oublier » « ne pas s'écouter » ou encore « prendre sur soi »... Les messages familiaux et sociaux sont très habiles et très efficaces pour nous rabaisser et nous mettre en position de soumission, de « perdant » face à l'autre.

Fort heureusement, notre époque voit émerger de nouvelles perspectives avec la notion « gagnant/gagnant » entre autres, qui permet à chacun de se positionner verticalement face à son interlocuteur et de favoriser un réel échange.

Ceux qui ont eu la chance, depuis leur plus jeune âge, de voir leur parents oser demander et oser entreprendre n'ont aucun problème pour occuper leur juste place dans leurs échanges avec les autres. Ils ont également eu l'expérience d'être écoutés et entendus lorsqu'ils demandaient quelque chose de raisonnable et ont ainsi acquis, pour toujours, la certitude que si leur demande est fondée, leur interlocuteur pourra y accéder.

D'autres, qui ont eu des parents effacés, résignés, ou qui ont reçu une éducation où toute demande est perçue comme déplacée — voire agressive — ont tendance à se replier sur eux-mêmes et à ne plus jamais rien demander.

Dans le fond, il s'agit d'oser demander ce que l'on estime juste pour soi, en se disant que l'on peut obtenir ce à quoi on aspire. Il s'agit aussi de ne pas entretenir de croyances limitantes du style « si on m'a dit non une fois, ça ne sera jamais possible. »

Ceux qui réussissent le savent bien, un refus n'est pas une fin en soi, c'est l'ouverture à d'autres possibles, la voie d'accès à d'autres rencontres ou perspectives méconnues et très certainement plus favorables que celles visées de prime abord.

J'ai souvent l'occasion d'expliquer à mes patients comme à mes stagiaires que si leur objectif est juste, il leur faudra peut être frapper à de nombreuses portes avant de frapper à la « bonne » porte mais alors... ce sera vraiment pour eux « la » bonne porte.

Cette démarche, je le sais, est plus facile à dire qu'à faire pour ceux qui n'en ont pas l'habitude. C'est pourquoi je vous propose maintenant de découvrir graduellement les étapes qui vous conduiront à « l'oser demander ».

« *Qui ne risque rien n'a rien* »

Commençons à faire le point sur ce que vous auriez à négocier, à demander :

1. Si vous exercez une profession indépendante :

— Les prix que je pratique sont-ils adéquats ?

— Le montant de mes honoraires correspond-il à mes compétences ? À mon expérience ? À ma notoriété ?

Si la réponse est non :

— Pourquoi est-ce que je ne m'autorise pas à me faire payer mes services au juste prix ?

— Est-ce que j'ai peur ? Est-ce que j'ai honte ?

— Est-ce que je suis trop timide ?

— Est-ce que je me sentirais coupable de gagner plus ?

— Etc.

2. Si vous êtes salarié :

— Mon salaire correspond-il aux salaires pratiqués pour un poste semblable au mien ?

— Est-ce que je connais des collègues mieux payés que moi à compétences et responsabilités égales ?

— Si oui, pourquoi sont-ils mieux rémunérés ? Sont-ils plus audacieux ? Savent-ils mieux faire reconnaître leurs compétences ?

— Quand vais-je prendre l'initiative d'en parler avec le DRH ? Ou avec mon patron ?

3. Lorsque vous faites de gros achats :

— Est-ce que je cherche à m'informer et à comparer les prix ?

— Est-ce que je négocie ?

— Est-ce que je paie immédiatement le prix qu'on me demande ?

Les personnes ayant participé au stage sur l'argent ont été étonnées de constater l'évolution de leur comportement face à leurs interlocuteurs lors de négociations dans leur vie courante. Pour l'un, il s'agissait de demander une augmentation de salaire. Pour une autre, de pratiquer des honoraires légitimes en fonction de ses compétences, sans succomber à la tentation d'en faire trop pour... se déculpabiliser.

D'autres encore ont appris à négocier des prix d'achats immobilier ou de biens d'équipement, comme cette stagiaire qui devait entreprendre seule la rénovation d'une maison. Elle a pu faire des économies considérables en discutant chaque devis avec chaque artisan (ce qui n'est pas simple pour une femme lorsqu'il s'agit des métiers du bâtiment) et en négociant avec chaque commerçant lors de ses achats d'équipements. Elle estime avoir économisé entre 20 et 30 % sur ce gros chantier et affirme qu'avant d'effectuer ce travail sur la relation à l'argent elle n'aurait jamais osé le dixième de ce qu'elle a osé discuter.

Quelles que soient les circonstances, il convient de prendre toute notre place et de nous sentir exister pleinement face à nos interlocuteurs. La personne qui est en face de nous le ressent et se trouve dès lors beaucoup plus encline à prendre nos demandes en considération, à examiner nos arguments, à nous considérer avec davantage de respect que si elle avait affaire à un « pigeon », ce qui facilite la négociation et la rend plus positive.

## QUELQUES SUGGESTIONS

Souvenons-nous que dans toute négociation il convient de prendre le temps d'écouter notre interlocuteur avant de vouloir nous faire entendre de lui. Car c'est notre capacité d'écoute qui induira la capacité d'écoute de l'autre. Cette écoute réciproque donnera alors lieu à une véritable rencontre basée sur l'empathie, condition indispensable pour un dialogue authentique et une négociation positive. Qu'il s'agisse de notre patron, de nos clients, ou d'un vendeur, la dynamique de la rencontre est la même et nous permet d'entrer dans un échange « gagnant/gagnant » où les deux parties ne négocient pas l'une ***contre*** l'autre mais l'une ***avec*** l'autre. Ce que pratiquent d'ailleurs quotidiennement bien des peuples orientaux comme les Indiens. Pour eux, le marchandage constitue l'un des principaux modes d'échanges sociaux et relationnels et celui qui ne marchande pas ne les intéresse pas « car il ne s'intéresse pas à eux ».

Si vous n'avez vraiment pas l'habitude de demander ou de négocier de la sorte, je vous suggère de commencer par essayer pour de petites choses, de celles que vous n'auriez même pas l'idée de formuler et dont le résultat est pour vous sans importance. Vos demandes ayant ainsi toutes chances d'être satisfaites le résultat sera pour vous extrêmement gratifiant et vous encouragera à poursuivre l'expérience. Vous entreprendrez ensuite progressivement d'oser formuler des demandes plus importantes, dont la satisfaction vous tient plus à cœur. Et vous pourrez vérifier par vous-même que dans le fond, qu'il s'agisse de petites choses ou de grandes, c'est toujours la même approche et la même dynamique qui sont en jeu.

## DE L'INTERIEUR VERS L'EXTERIEUR

J'attire votre attention sur le fait que cette démarche « d'oser demander » est un mouvement qui va *de l'intérieur vers l'extérieur*, c'est-à-dire de nous-même dans notre authenticité vers notre interlocuteur. Nous ne cherchons en aucun cas à le manipuler mais plutôt, en restant bien centré, à lui signifier ce qui est important pour nous et ce que nous attendons de lui. Plus notre attitude sera juste (et nos demandes fondées), plus notre interlocuteur le ressentira et sera à notre écoute.

## OSER L'ABONDANCE

Comme on le sait, nos pensées limitantes négatives ont une incidence sur notre expérience de vie et sur les situations que nous engendrons, la plupart du temps, à notre insu.

Car nous sommes à la fois émetteur et récepteur. Ce qui veut dire que lorsque nous émettons des pensées de précarité, nous attirons à nous des situations précaires, tandis que si nous émettons des pensées d'abondance, nous attirons à nous des opportunités d'abondance comme le résume Raphaël Payeur : « *Je ne me contente pas d'un petit pain, je préfère la boulangerie tout entière.* »

Il est clair que ceux qui réussissent avec peu de moyens ont confiance en eux et dans la vie et qu'ils osent ***penser l'abondance***.

## OSER DONNER

*« La main qui donne n'est jamais vide. »*

Proverbe Indien

La notion de don, de partage, est universelle et figure aussi bien dans la plupart des traditions religieuses (judaïsme, christianisme, islam) que parmi les valeurs humanistes, sociales et laïques.

Cette loi universelle du don renvoie implicitement au fait que « lorsqu'on donne, on reçoit ». Cette loi de générosité favorise donc la « circulation » de l'abondance.

Notons qu'en anglais le mot *« currency »* signifie à la fois « monnaie », « devise » et « circulation ». En français ne parle-ton pas également d'argent « liquide » et de « liquidités » qui renvoient au *« cash flow »* de l'anglais. Ces expressions signifient bel et bien que l'argent doit ***circuler*** afin de favoriser l'abondance.

Le don s'inscrit alors dans une perspective ***d'échange dynamique*** et non dans une charité qui placerait l'autre en position d'infériorité et de dépendance.

De nos jours, l'enthousiasme suscité par les ONG, l'action humanitaire, le commerce équitable, etc. — notamment depuis la libre circulation de l'information par l'Internet — met en lumière le fait que la plupart des humains ne se contente pas de posséder toujours plus individuellement, mais que la notion de ***partage*** s'avère être un des axes d'épanouissement personnel en lien avec le collectif.

**« Oser l'abondance »**

**se transforme alors tout naturellement en**

**« oser le partage »...**

## DEFINIR DES OBJECTIFS

La conclusion du stage sur l'argent est consacrée à la définition d'objectifs à court, moyen et long terme. Cette définition d'objectifs se situe sur deux plans. D'une part le plan concret, tangible et conscient, d'autre part le plan intuitif, subjectif et imaginaire.

Comme nous l'avons déjà évoqué, il nous est souvent nécessaire de rêver préalablement notre vie afin de permettre à nos rêves de se manifester dans la réalité.

Je commencerai par évoquer le plan subjectif et inconscient puisqu'il constitue les véritables fondations du plan concret. Nous l'avons tous constaté, lorsque nous tendons pleinement vers la concrétisation d'un objectif, la vie nous amène souvent « comme par hasard » des situations, des rencontres, des opportunités qui nous permettront d'atteindre ce qui est juste pour nous. Ces heureux hasards ont été étudiés par C.G. Jung[23] et décrits sous le nom de « synchronicités ».

Ainsi donc, avant de définir nos objectifs, il est nécessaire de nous mettre à l'écoute de notre intuition la plus profonde.

## LE PLAN SUBJECTIF

### Recoupement entre des traditions millénaires et des recherches scientifiques très récentes

De tous temps et dans toutes les traditions une importance très particulière est accordée aux rêves, qui sont considérés comme la clé de nos désirs inconscients — ne parle-t-on pas d'ailleurs de « clé des songes » ? Cet intérêt pour les songes existait déjà chez les Sumériens et dans l'Égypte ancienne. On le rencontre de nos jours dans les traditions africaines, indiennes, chez les aborigènes d'Australie… tout comme dans notre culture occidentale avec la psychanalyse.

Des recherches encore plus développées par J.P. Garnier-Mallet, physicien et P. Bobola, biologiste, démontrent l'importance primordiale du sommeil *paradoxal* — sommeil avec rêves — en

[23] *Synchronicité et Paracelsica*, Albin Michel, janvier 1988.

tant que ***principe vital et créateur***. Leur démonstration logico-mathématique et physique est basée, entre autres, sur la physique des quanta et l'astrophysique ainsi que, pour la partie biologie, sur la neurophysiologie du sommeil. Ils y ont ajouté des constations relatives aux comas dépassés et aux phénomènes de décorporation dans les états de mort imminente, ce qui leur a permis d'élaborer leur théorie des « ouvertures temporelles ».

J.-P. Garnier-Mallet et P. Bobola exposent qu'il se produit un phénomène de décorporation pendant les phases de sommeil paradoxal. Une partie de nous-même qu'ils qualifient de *double* irait alors rechercher les informations nécessaires à la résolution d'un problème que nous n'aurions pu élaborer consciemment en raison de croyances et d'expériences qui limitent considérablement notre champ de conscience.

Le développement de cette théorie complexe n'entre pas dans le cadre de cet ouvrage. Il me paraît cependant intéressant d'en exposer brièvement le mode d'application concrète qui, lui, est très simple :

Il suffit, juste au moment de s'endormir, lorsqu'on bascule entre veille et sommeil, de poser mentalement le problème. Je souligne qu'il ne faut en aucun cas demander de solution précise mais bien se contenter de « poser le problème ». La formulation d'une demande précise aurait d'emblée un effet limitant l'ouverture à des perspectives jusque là inconnues de nous.

On dira donc « j'ai un problème de logement », ou encore « j'ai un problème financier », etc.

Cette théorie sous-tend que notre « double » — que l'on pourrait peut-être aussi appeler notre inconscient, notre âme, ... — va trouver les solutions dont nous avons besoin pendant les phases de notre sommeil paradoxal.

J.-P. Garnier-Mallet et P. Bobola précisent — pour des raisons complexes que je n'exposerai pas ici[24] — qu'il convient de poser un même problème pendant treize cycles consécutifs de trois jours, soit 39 jours en tout. Au terme de cette période, des solutions synthétisant les différentes prises de conscience (intuitions, rêves...) apparaissent. Il n'est pas rare que des solutions surviennent *au*

---

24 *Changez votre futur par les ouvertures du temps,* JMG Éditions, janvier 2004.

*cours* de la période et que les problèmes posés évoluent de manière significative.

Il est souhaitable de tenir un journal tout au long du processus et de faire le point au moins tous les trois jours en relevant les intuitions, les rencontres, les prises de conscience, les rêves, les aspirations et en général tout ce qui émerge au cours de cette période.

Après avoir suivi les séminaires de Garnier-Mallet et Bobola et accompli la démarche suggérée, j'ai été étonnée de voir un problème immobilier complexe se régler de manière très simple. J'ai par la suite conseillé ce travail à des patients qui ont à leur tour résolu différentes problématiques des plus ardues, notamment en matière d'emploi, de logement, de relations, etc.

Quel que soit le fondement théorique de cette méthode, il s'agit d'être à l'écoute de notre intuition et de nous ouvrir en toute confiance à la vie... C'est pourquoi je vous propose de l'appliquer à l'affinement de vos objectifs.

## MEDITATION VISUALISATION

Il se peut que vous connaissiez des techniques de méditation, de relaxation et de visualisation. Je vous engage à y recourir afin de définir vos objectifs, de vous mettre à l'écoute de votre moi profond, de votre *self*, de celui que vous avez bien souvent étouffé pour donner le change et satisfaire les attentes de votre entourage.

Quelle que soit la technique que vous choisirez, il s'agit de ressentir ce qui est véritablement essentiel pour vous et qui demeure enfoui au plus profond de votre être.

## LE PLAN CONCRET

Passons maintenant à la seconde étape de notre travail. Vous allez définir concrètement vos objectifs en procédant de la manière suivante :

- Visualisez une lampe magique devant vous, cette lampe vous permet d'accéder à tout ce que vous désirez.
- Dressez la liste de tout ce que vous avez toujours eu envie de réaliser ou de posséder. Notez tout ce qui vous passe par la tête

sans limites. Osez écrire les idées les plus extravagantes, soyez généreux envers vous-même.

- Relisez votre liste et demandez-vous pour chacun de vos souhaits : « *ceci est-il prioritaire pour moi ? ou secondaire ?* »
- Effectuez plusieurs relectures jusqu'à ne retenir que vos souhaits les plus essentiels et prioritaires.
- Définissez ensuite vos objectifs à court, moyen ou long terme (par exemple « *faire une thalasso* » peut être un objectif à court terme, tandis que « *acheter une maison* » sera un objectif à moyen ou long terme).
- Puis très spontanément et sans trop réfléchir notez un délai pour la réalisation de chaque objectif.

**Si vous travaillez en groupe**, chacun à son tour lira ses objectifs aux autres, qui en prendront note. La présentation de vos objectifs au groupe constitue votre engagement à tout faire pour les concrétiser. Lors des réunions de suivi chacun fera aux autres le compte-rendu de ses démarches et de ses réalisations.

## LES GROUPES DE SOUTIEN

*« Le meilleur moyen de motiver les autres à vous aider à atteindre vos buts, c'est de les aider à atteindre les leurs...*

*... Chaque contact avec un être humain est une opportunité de croissance et d'accomplissement de vos désirs...*

*... Rassembler un cercle de personnes ayant des talents et des capacités uniques et diverses apportera une créativité finale supérieure à la somme des talents séparés »*

*D. Chopra*[25]

Les groupes de soutien constitués après les différents stages sur l'argent et la réussite ont été à eux seuls une belle réussite.

La synergie entre les participants a permis à chaque stagiaire de trouver un espace de réflexion, d'écoute, de conseil et d'affinement de ses projets et de ses objectifs.

Ces réunions furent un temps et un lieu de partage de compétences et de mise en commun des réussites et de l'évolution de chacun.

Les difficultés qui restaient à résoudre ont pu bénéficier de la compétence des participants aux expériences très variées (informaticiens, juristes, gestionnaires, dirigeants d'entreprise ou de commerces, psy, etc.), ce qui a permis d'élargir considérablement le champ des possibles et de prendre réellement en compte chaque objectif individuel, le groupe entier apportant son soutien à chaque projet.

Lorsque je parle de groupe de soutien je devrais en réalité parler plutôt de « groupe de réussite ». J'ai en effet constaté qu'à l'instar d'une famille qui soutiendrait ses membres de manière inconditionnelle (ce qui n'a manifestement pas été le cas pour la plupart des participants), le groupe a apporté à chacun, sur un plan amical, affectif et concret, le soutien qui lui avait manqué. De vrais liens se sont tissés de sorte que même après la clôture du groupe

---

[25] *Les Clés Spirituelles de la Richesse*, J'ai Lu, Coll. Aventure Secrète, 2003.

quelques personnes évoluent maintenant en réseau de compétences.

## COMMENT FONCTIONNE UN GROUPE

Le groupe se réunit toutes les six ou huit semaines pendant un an, selon les aléas du calendrier et des vacances. Chaque réunion dure environ trois heures[26]. Il est prévu de se réunir six fois dans l'année.

Le « facilitateur » (qui peut être soit le formateur, soit l'un des participants s'il s'agit d'un groupe d'amis) note précisément tous les objectifs des participants. Au début de la réunion il donne tour à tour la parole à chacun pour exposer ce qu'il a entrepris ou mené à bien quant à ses objectifs. Puis les autres participants donnent leur avis, des conseils et ouvrent bien souvent leurs carnets d'adresses. Cet échange s'avère des plus fructueux, car il permet réellement d'affiner, de mieux cibler et d'ajuster les objectifs.

Au fil des réunions chacun a la satisfaction de constater que tel ou tel de ses projets voit enfin le jour, que des difficultés de tous ordres trouvent leur solution et qu'il est en voie de prendre sa juste place et d'avancer dans la direction qu'il a choisie. On est aussi amené à vérifier combien la réussite de l'autre est pour soi-même un facteur de croissance personnelle, un encouragement à atteindre ses propres objectifs et à ouvrir son propre chemin.

Si vous avez travaillé individuellement je vous suggère d'inviter vos amis à travailler eux-aussi leur relation à l'argent afin de créer un groupe *a posteriori* qui donnera une nouvelle dimension à votre démarche, et je vous souhaite d'y prendre autant plaisir que les stagiaires qui y ont déjà participé !

***La réussite est un facteur de félicité et d'épanouissement, le partage de la réussite apporte un réel bonheur.***

---

[26] Il est préférable de limiter le temps de parole de chaque participant afin d'éviter les débordements et de maintenir une certaine équité.

## DESSINEZ LA CARTE DE VOTRE RELATION A L'ARGENT.

Munissez-vous d'une feuille double et écrivez au centre et en gros caractères le mot :

**ARGENT**

Puis sur un brouillon séparé notez tous les mots que vous associez spontanément au mot « argent ». Soyez créatif, vous pouvez dire tout et son contraire, les mots peuvent aller d'*angoisse* à *liberté*, de *dettes* à *épanouissement*, en passant par *les voyages*, *les biens matériels*, *l'humanitaire*, *les enfants*, etc.

Une fois cette liste établie, reprenez chacun de ces mots en les associant selon ce qu'ils vous inspirent. Par exemple « voyages » associé à « liberté », « angoisse » associé à « dettes », etc.

Reportez ensuite ces mots sur votre feuille double en les disposant dans des bulles tout autour du mot ARGENT. Selon ce que les mots évoquent pour vous, écrivez-les en différentes couleurs. Vous pouvez par exemple choisir le vert pour ce que vous espérez le plus, le noir pour ce qui vous fait peur, le rouge pour ce qui vous irrite... Ou encore bleu... jaune... orange... violet... marron... Choisissez vraiment en fonction de votre propre ressenti.

Reliez maintenant la bulle du mot « ARGENT » à toutes les bulles de votre feuille, par des traits de la couleur correspondant à chaque mot. Enfin, reliez les bulles entre elles, par affinités de significations et de couleurs.

Votre carte ressemble plus ou moins à un soleil, comme vous le montre l'exemple ci-dessous. J'insiste sur le fait que ceci n'est qu'un exemple, et qu'il vous appartient de créer **votre carte de l'argent personnelle** qui ne ressemblera à aucune autre.

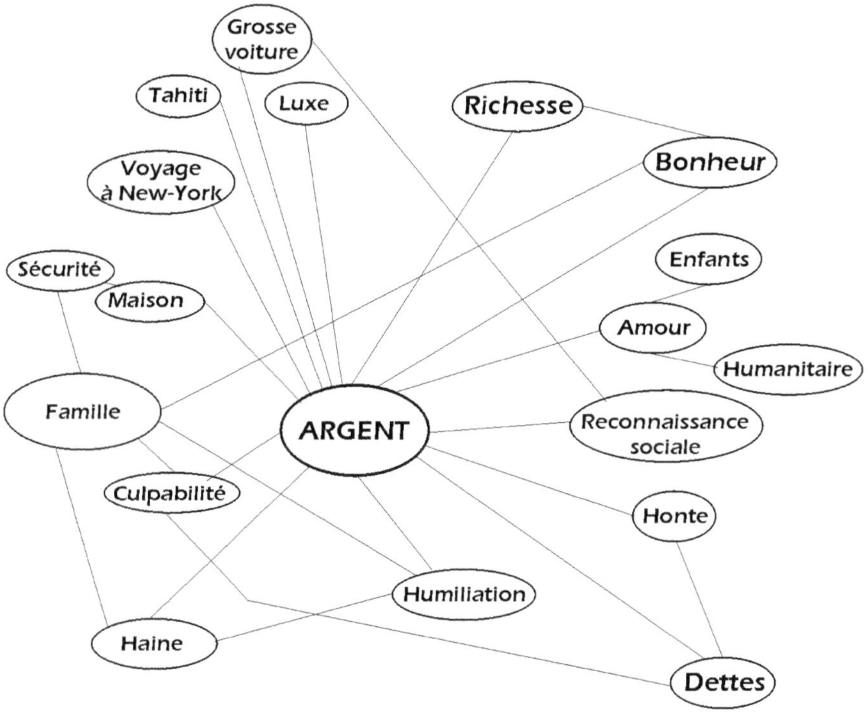


Vous avez maintenant devant vous la carte de votre relation à l'argent[27]. Prenez le temps de la contempler, de laisser émerger les sentiments que vous inspirent ses différents aspects, positifs et négatifs. Il se peut que vous ressentiez de l'ambivalence devant certains mots, « amour et haine » ou « aspirations et rejet ». Acceptez cette dualité. En tant qu'êtres humains nous sommes sans cesse confrontés à nos dualités. Plus nous les acceptons, mieux nous pouvons les dépasser et accéder à notre globalité, à un sentiment de complétude.

Cette carte contribuera au remaniement de votre relation à l'argent.

Sa simple élaboration pourra vous révéler l'impact de l'argent sur votre vie et mettre en lumière vos véritables aspirations.

[27] Vous pourrez la compléter et la modifier au fil du temps si vous le jugez nécessaire.

Vous pouvez si vous le désirez afficher votre carte dans votre bureau ou votre coin personnel. Vous vous imprégnerez ainsi de votre propre relation à l'argent, vous la laisserez décanter et mûrir afin qu'elle puisse s'élaborer au plus profond de votre être.

# Conclusion

Nous voici arrivés au terme de cette exploration de notre relation à l'argent et à la réussite.

Comme vous avez pu le constater, réfléchir à ces aspects essentiels nous amène à reconsidérer et à remanier de nombreux éléments de notre histoire familiale et personnelle, à explorer les fondations de notre être.

Un tel parcours n'est bien sûr jamais achevé.

C'est pourquoi je vous propose, afin de développer et d'étoffer votre relation à l'argent et à la réussite, de reprendre et d'approfondir tout d'abord le premier chapitre, qui constitue le fondement de l'approche psychogénéalogique.

Puis, selon vos préoccupations existentielles, structurelles ou ponctuelles, vous pourrez revenir à l'un des chapitres spécifiques, **Couple, Éducation,** ou **Travail.** Quel que soit le thème qui vous concerne le plus, sachez que son étude approfondie vous permettra la résolution des conflits sous-jacents. Et que la mise en lumière de vos fidélités familiales invisibles constituera la clé de voûte susceptible de vous ouvrir le chemin vers d'autres perspectives plus globales.

De même pour les exercices pratiques, libre à vous de choisir de n'en faire qu'une partie, selon votre ressenti, et d'aborder les autres lorsque vous aurez avancé concrètement dans votre relation à l'argent et dans vos réussites et que de nouveaux défis se présenteront à vous.

Comme je l'ai déjà fait remarquer, il est préférable de réaliser ce travail en groupe, ou au moins en lien avec d'autres personnes.

Il est parfaitement envisageable, si cela est possible, de travailler avec certains membres de votre famille. Cette démarche peut constituer une véritable « caisse de résonance » pour les prises de conscience et favoriser l'évolution du groupe familial.

Si vous travaillez de manière isolée, je vous suggère de faire le point par écrit tous les mois en notant vos réussites et vos difficultés quant à l'atteinte de vos objectifs. Lorsque vous les examinez sincèrement, les difficultés rencontrées vous permettent, au fil du temps, de voir émerger des prises de conscience ainsi que le déblocage de situations répétitives.

Que vous fassiez cette démarche seul ou en groupe, en famille ou avec des amis, je vous souhaite de continuer à cheminer sur la voie de l'abondance, de la réussite, de la plénitude et de l'accomplissement personnel. Que vous choisissiez un sentier de randonnée ou une voie plus directe, l'essentiel est que votre parcours soit jalonné de plaisirs, de découvertes, d'émerveillements et qu'il vous ouvre à votre vraie vie.

# Bibliographie

**Psychogénéalogie**

- Ancelin-Schutzenberger Anne, Aïe *Mes Aïeux ! Liens transgénérationnels, secrets de famille, syndrome d'anniversaire, transmission des traumatismes et pratique du génosociogramme*, Desclée de Brouwer, (15e édition) février 1998
- Canaut Nina, *Comment paye-t-on les fautes de ses ancêtres ?* Desclée de Brouwer, octobre 1998
- Del Castillo Paola, *Symbolique des prénoms en psychogénéalogie*, Quintessence, juillet 2003
- Rialland Chantal, *Cette famille qui vit en nous*, Robert Laffont, janvier 2003
- Sellam Salomon, *Le Syndrome du Gisant, un subtil enfant de remplacement*, Bérangel, janvier 2003
- Sellam Salomon, *Le Sens caché des désordres amoureux*, Œdipe et Électre démasqués par les dates, Bérangel, janvier 2005
- Van Eersel Patrice & Maillard Catherine, *J'ai mal à mes ancêtres, la psychogénéalogie aujourd'hui*, Albin Michel, novembre 2002

**Psychanalyse**

- Bergeret Jean, *La dépression et les états-limites,* Payot, novembre 1992
- Bergeret Jean et Reid Wilfried, *Narcissisme et états-limites,* Dunod, (nouvelle édition) octobre 2003
- Bergeret Jean, *La Violence fondamentale,* Dunod, janvier 2000
- Freud Sigmund, *Introduction à la Psychanalyse,* Petite Bibliothèque Payot, juin 2005
- Freud Sigmund, *Trois essais sur la théorie sexuelle,* Gallimard, septembre 1989
- Freud Sigmund, *Œuvres complètes,* PUF, plusieurs volumes réédités à des dates différentes
- Jung Carl Gustav, *Synchronicité et Paracelsica,* Albin Michel, janvier 1988
- Spitz René, *De la naissance à la parole, la première année de la vie,* PUF, mars 2002

**Résilience**

- Cyrulnik Boris, *Les nourritures affectives,* Odile Jacob, mars 2000
- Cyrulnik Boris, *Un merveilleux malheur,* Odile Jacob, janvier 2002
- Cyrulnik Boris, *Les vilains petits canards,* Odile Jacob, septembe 2004
- Cyrulnik Boris, *Le murmure des fantômes,* Odile Jacob, octobre 2005

**Relation à l'argent**

- Adès Jean et Lejoyeux Michel, *La Fièvre des achats, le syndrome des achats compulsifs,* Les Empêcheurs de penser en rond, janvier 2002

- Chopra Deepak, *Les Clés Spirituelles de la Richesse*, J'ai Lu, Coll. Aventure Secrète, 2003
- Daviet Emmanuelle et Lévy-Davila Marc, *L'argent à tout prix, comprendre et améliorer sa relation à l'argent,* Flammarion, octobre 2005
- François-Laugier Marie-Claude, *Comment régler ses comptes avec l'argent,* Payot, édition revue et augmentée septembre 2004
- Nemeth Maria, *Libérer l'énergie de l'argent,* Jouvence, septembre 2002

**Divers**

- Garnier-Malet Jean-Pierre & Lucile, *Changez votre futur par les ouvertures du temps,* JMG Éditions, janvier 2004.

# TABLE DES MATIERES

## INFORMATIONS

Marie-Noëlle Maston-Lerat reçoit à son cabinet :
373 avenue Bel-Air, 06270 Villeneuve-Loubet,
Tél. : 04 93 22 87 14

Elle donne des conférences et anime des stages et des formations dont vous trouverez le calendrier sur le site Internet :

**www.marienoellemaston.net**

Conférence, stages et informations peuvent aussi être organisés sur demande.

Pour la contacter : **mnoellemaston@hotmail.com**

Dépôt légal : novembre 2006 - N° imprimeur : 102479784
*Imprimé en France en octobre 2024 par Présence Graphique - Monts*